★ 护士规范操作指南丛书 ★

中医科
护士规范操作指南

主　编　张素秋

副主编　王　莉　孙玉勤　方秀萍

U0206237

中国医药科技出版社

内 容 提 要

　　本书是《护士规范操作指南丛书》之一。本丛书根据临床专科护理发展和专科护理岗位的需求，按照国家卫计委关于实施医院护士岗位管理的指导意见，由中华护理学会各专业委员会委员组织三甲医院护理部主任编写，旨在指导临床护理操作技能更加规范化。

　　本书收集了30项中医护理技术，其中包括23项常见中医护理技术、2项中医导引技术和5项中医保健养生技术，从技术概述、操作步骤、难点及重点、注意事项等方面进行了规范论述，对技术的重点操作方法和评价标准附以图片和图表说明，内容简明、扼要，流程清晰，突出了实用性、规范性，是临床护理人员实施中医护理技术的参考用书。

图书在版编目（CIP）数据

　　中医科护士规范操作指南／张素秋主编 . —北京：中国医药科技出版社，2017.1

　　（护士规范操作指南丛书）

　　ISBN 978-7-5067-8876-2

　　Ⅰ.①中… Ⅱ.①张… Ⅲ.①中医学-护理学-指南 Ⅳ.①R248-62

　　中国版本图书馆 CIP 数据核字（2016）第 294797 号

美术编辑　陈君杞
版式设计　郭小平

出版　中国医药科技出版社
地址　北京市海淀区文慧园北路甲 22 号
邮编　100082
电话　发行：010-62227427　邮购：010-62236938
网址　www. cmstp. com
规格　850×1168mm $\frac{1}{32}$
印张　$4\frac{1}{2}$
字数　104 千字
版次　2017 年 1 月第 1 版
印次　2018 年 3 月第 2 次印刷
印刷　北京九天众诚印刷有限公司
经销　全国各地新华书店
书号　ISBN 978-7-5067-8876-2
定价　**32.00 元**

《中医科护士规范操作指南》

编 委 会

主　编　张素秋

副主编　王　莉　孙玉勤　方秀萍

编　者　(以姓氏笔画为序)

王　佳	王　莉	王华新	王春红
王家兰	王维宁	方秀萍	方菊花
江　红	毕怀梅	孙玉勤	杜云红
李　杰	李　莉	李丽花	何素梅
张素秋	陈丽丽	陈慧华	周姣媚
徐鹏斐	翁迪华	龚秀琴	廖宝珊
黎　频	潘　莉	戴新娟	

前言
Foreword

　　中医护理具有独特的理论体系，是中医药的重要组成部分。中医护理技术是护士为患者提供中医护理特色服务的主要手段。目前，中医药发展已作为国家战略被提出，中医护理也迎来了前所未有的发展机遇。中医护理技术更是以其简、便、廉，毒副作用小的优势，越来越受到公众的关注和认可。此次编写出版《中医科护士规范操作指南》，旨在提高护士中医护理技术的操作水平，保障中医护理技术的安全实施，适应中医护理发展的需要。

　　本书从护理工作需求出发，结合临床实践，筛选出中药穴位敷贴技术、拔罐技术、刮痧技术等23项临床运用较为普遍的中医护理技术操作；同时还收录了八段锦、五禽戏两项中医导引术及降压操、舌操、耳穴操等5项中医保健养生技术，共计30项中医护理技术。本书在阐述每一项中医护理技术的操作步骤、重点难点、注意事项时，都秉承着简洁、实用的原则，力求贴近临床；在对23项常见中医护理技术关键操作步骤的描述中均配以插图，让读者通过图文的形式，更直观、更清晰地理解操作流程，更准确地掌握中医护理技术的关键环节。本书可为护士学习和实施中医护理技术提供借鉴，为中医护理技术的安全和规范使用提供依据。

　　由于编者水平有限，再加上时间仓促，本书在编写过程中难免存在一些疏漏或不当之处，敬请广大读者提出宝贵意见。

编　者

2016 年 10 月

目录 *Contents*

第一章

常规中医护理技术操作规范

第一节 穴位贴敷技术

穴位贴敷技术是在临床上常用于缓解或消除各种疮疡疔肿、跌打损伤及缓解慢性疾病的部分临床症状的一种护理干预，并起到协同治疗的目的。此技术是将药物制成一定剂型贴敷到人体穴位，通过刺激穴位，激发经气，达到活血化瘀、消肿定痛、行气消瘀、提脓祛腐作用的一种操作方法。其剂型有膏贴、饼贴、叶贴、皮贴、花贴、药膜贴等。

【操作步骤】

1. 操作准备

治疗盘、弯盘、纱布、胶布、棉签、污物碗（图1-1-1），遵医嘱准备贴敷药物。

2. 操作评估

（1）主要症状、既往史、是否妊娠；

（2）对疼痛的耐受程度及合作程度；

（3）有无对胶布、药物等过敏情况；

（4）敷贴部位皮肤情况。

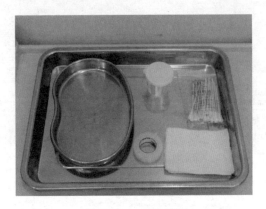

图 1 - 1 - 1 准备用物

3. 操作处理方法

（1）核对医嘱，评估患者，做好解释。

（2）备齐用物，携至床旁。

（3）协助患者取合理、舒适体位，暴露贴敷部位，注意保暖（图 1 - 1 - 2）。

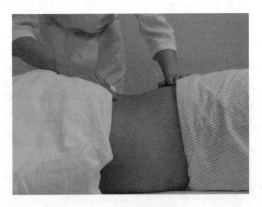

图 1 - 1 - 2 取合适体位

（4）遵照医嘱取穴。

（5）清洁皮肤，擦拭皮肤上的汗渍、油渍，必要时剃去毛发。

（6）遵照医嘱，选择大小适宜的膏药贴于穴位处，并妥善固定（图1-1-3）。

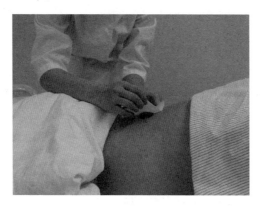

图1-1-3　贴膏药

（7）贴药部位给予适当按压，观察患者局部皮肤，询问有无不适感。

（8）操作完毕，再次核对医嘱，告知患者注意事项。

（9）协助患者整理衣着，安排舒适体位，整理床单位。

（10）整理用物，做好相关护理记录。

4. 辅助用品

经络穴位模型人、屏风、毛毯、手消毒剂、护理推车。

5. 评估工具

《疼痛评估量表》。

【难点及重点】

（1）穴位贴敷技术需辨证取穴，灵活运用。

（2）贴敷后局部皮肤出现异常的处理：如出现潮红、轻微红肿、小水疱、微痒、烧灼感、色素沉着等情况，均为药物的正常刺激作用，不需特殊处理，但应注意保持局部干燥，不要搓、抓局部，也不要使用洗浴用品及涂抹其他止痒药品，防止对局部皮肤的进一步刺激。若出现以下异常情况，应及时进行处理。

①贴敷药物后，局部出现热、凉、麻、痒或轻度疼痛属正常现象，如贴敷处有烧灼或针刺样剧痛，难以忍受时，可提前揭去

药物，及时终止贴敷。

②皮肤过敏可遵医嘱外涂抗过敏药膏，若出现范围较大、程度较重的皮肤红斑、水疱、瘙痒现象，应立即停药，遵医嘱进行对症处理。出现全身性皮肤过敏症状者，应告知患者及时到医院就诊处理。

③皮肤出现小水疱，可自然吸收，不做处理。水疱较大者，可先用消毒针从水疱下端挑破，使用一次性注射器抽出疱液，外用无菌敷料包扎，以防感染。

（3）部分患者对疼痛不耐受，直接影响本技术的实施。因此护士在实施操作时应注意：①观察患者感受，调整敷贴的位置。②敷贴部位的胶布应保持平整，防止过度压迫。

【注意事项】

（1）支气管扩张患者、活动性肺结核咳血患者、糖尿病患者、血液病患者、严重心肝肾功能障碍者、瘢痕体质者、皮肤过敏者不宜进行穴位贴敷。

（2）贴敷局部皮肤有创伤、溃疡、感染或有较严重的皮肤病者，应禁止穴位贴敷。颜面五官部位，慎用穴位贴敷。

（3）女性患者妊娠期禁用穴位贴敷。

（4）观察患者敷贴部位情况

①当皮肤出现发红、丘疹、水疱、瘙痒、糜烂时停止用药，及时报告医师配合处理。

②贴敷期间应防止胶布脱落或污染，贴敷药物后注意局部防水。

③对普通胶布过敏者改用脱敏胶布。

（5）贴药的时间遵医嘱而定。

（6）注意为患者保暖及保护隐私。

（7）小儿皮肤娇嫩，不宜用刺激性太强的药物，贴敷时间也不宜太长。

（8）贴敷期间，应忌烟、酒，避免食用寒凉、过咸的食物；避免海味，辛辣及牛、羊肉等食物。

（9）对于残留在皮肤的药膏等，不宜用汽油或肥皂等有刺激性物品擦洗。

【评分标准】

穴位敷贴技术评分标准

项目	总分	技术操作要求	评分等级			
			A	B	C	D
仪表	2	仪表端庄，服装整洁	2	1	0	0
评估	10	主要临床表现、贴药部位的皮肤情况等	4	3	2	1
		解释操作目的及方法	3	2	1	0
		宣教内容正确	3	2	1	0
操作前准备	5	洗手，戴口罩	2	1	0	0
		备齐并检查用物，按顺序放置	3	2	1	0
安全与舒适	8	环境清洁，光线明亮，关闭门窗	2	1	0	0
		核对医嘱	3	2	1	0
		患者体位舒适、安全	3	2	1	0
操作过程	55	核对医嘱	3	2	1	0
		充分暴露贴药部位，保暖，遮挡	3	2	1	0
		擦干患处皮肤	3	2	1	0
		核对穴位	5	4	3	2
		贴敷方法正确	10	8	6	4
		固定美观舒适	5	4	3	2
		穴位准确	10	8	6	4
		询问患者有无不适感受	6	5	4	3
		告知相关注意事项	5	4	3	2
		协助患者取舒适体位，整理衣物、床单位	3	2	1	0
		再次核对医嘱	2	1	0	0

续表

项目	总分	技术操作要求	评分等级			
			A	B	C	D
操作后	5	整理用物，洗手	3	2	1	0
		记录，签名	2	1	0	0
评价	5	技术熟练，动作轻巧、节力	5	4	3	2
理论提问	10	回答正确、全面	10	8	6	4

【参考文献】

[1] 王国强.中医医疗技术手册.北京:国家中医药管理局,2013.

[2] 中华中医药学会.中医护理常规技术操作规程[M].北京:中国中医药出版社,2006.

[3] 黄翠琼,黎灵,等.中医护理技术穴位贴敷的临床应用概述[J].中医临床研究,2013,5(20):110.

[4] 张素秋,石福霞.中医护理技术操作实训[M].北京:人民军医出版社,2011.

第二节 穴位注射技术

穴位注射技术又称水针，在临床上常用于眩晕、呃逆、腹胀、尿潴留、疼痛等症状的护理干预。此技术是将小剂量药物注入穴位内，通过药物和穴位的双重作用，达到治疗疾病、改善症状的一种操作方法。

【操作步骤】

1. 操作准备

治疗盘、药物、一次性注射器、无菌棉签、皮肤消毒剂（图1-2-1）。

2. 操作评估

（1）主要症状、既往史、药物过敏史、是否妊娠；

（2）对疼痛的耐受程度及合作程度；

（3）注射部位皮肤情况。

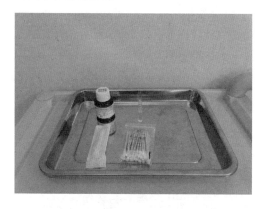

图 1 - 2 - 1 用物准备

3. 操作处理方法

（1）核对医嘱，评估患者，做好解释。

（2）配制药液。

（3）备齐用物，携至床旁。

（4）协助患者取舒适体位，暴露局部皮肤，注意保暖。

（5）按压取穴（图 1 - 2 - 2）。

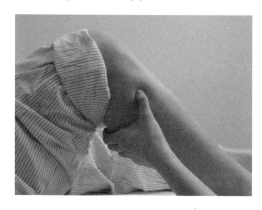

图 1 - 2 - 2 按压取穴

（6）常规消毒皮肤。

（7）再次核对医嘱。

（8）一手绷紧皮肤，另一手持注射器，对准穴位快速刺入，然后用针刺手法将针身推至一定深度，至患者有酸胀等"得气"感应后，抽吸无回血，即可将药物缓慢推入（图1-2-3）。如所用药量较多，可推入部分药液后，将针头稍微提起后再注入余药。

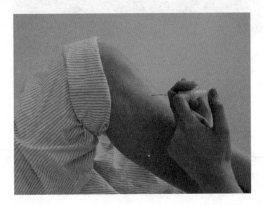

图1-2-3 推入药物

（9）注射过程中观察患者是否晕针。

（10）注射完毕拔针，用无菌棉签按压针孔片刻。

（11）观察患者用药后症状改善情况，安置患者舒适体位。

（12）再次核对医嘱，整理用物，洗手，做好记录。

4. 辅助用品

手消毒剂、护理推车。

5. 评估工具

《疼痛评估量表》。

【难点及重点】

（1）注射的角度与深度 根据穴位所在部位与病变的不同选择针刺的角度及深度，如三叉神经痛于面部有触痛点，可在皮内注射一"皮丘"；腰肌劳损多在深部，注射时宜适当深刺。

（2）操作手法

①推药速度：慢性病体弱患者缓慢轻轻推入药液；急性病体

强患者快速推入药液。

②一次注入药液较多时的处理：可将注射针由深部逐步提出至浅层，边退边推药或更换注射的方向。

【注意事项】

（1）严格执行无菌操作，更换注射穴位时更换针头。

（2）注意针刺角度：切勿将药物注入关节腔、脊髓腔和血管内。

（3）避开神经干注射：如针尖触到神经干，患者会有触电感，操作者须退针，或更换针刺角度，避开神经干，以免损伤神经。

（4）颈肩、胸背部注射时，不宜过深，以免伤及内脏。

（5）老人、儿童注射部位不宜过多；孕妇下腹部、腰骶部、三阴交、合谷等穴位不宜进行注射。

（6）患者疲乏、饥饿或精神高度紧张时不宜进行注射。

（7）局部皮肤有感染、瘢痕、有出血倾向及重度水肿者不宜进行注射。

（8）注射药物时患者如出现不适症状，应立即停止注射并观察病情变化。

【评分标准】

穴位注射技术评分标准

项目	总分	技术操作要求	评分等级			
			A	B	C	D
仪表	2	仪表端庄，服装整洁	2	1	0	0
评估	10	主要临床表现、取穴部位的皮肤情况、对疼痛的耐受程度等	4	3	2	1
		解释操作目的及方法	3	2	1	0
		宣教内容正确	3	2	1	0
操作前准备	5	洗手、戴口罩	2	1	0	0
		备齐并检查用物，按顺序放置	3	2	1	0
安全与舒适	8	环境清洁、光线明亮	2	1	0	0
		核对医嘱	3	2	1	0
		患者体位舒适、安全	3	2	1	0

项目	总分	技术操作要求	评分等级			
			A	B	C	D
操作过程	55	核对医嘱，配制药液	4	3	2	1
		穴位准确	5	4	3	2
		皮肤消毒方法正确	5	4	3	2
		注射方法正确	10	8	6	4
		推药方法正确	5	4	3	2
		观察患者及询问患者有无酸胀的感觉	10	8	6	4
		拔针后用棉签按压正确	5	4	3	2
		告知相关注意事项	5	4	3	2
		协助患者取舒适体位，整理衣物、床单位	4	3	2	1
		再次核对医嘱	2	1	0	0
操作后	5	整理用物，洗手	3	2	1	0
		记录，签名	2	1	0	0
评价	5	技术熟练，动作轻巧、节力	5	4	3	2
理论提问	10	回答正确、全面	10	8	6	4

【参考文献】

[1] 王德英. 中医针灸学基础[M]. 北京：北京大学医学出版社，2003.

[2] 石学敏. 针灸学[M]. 北京：中国中医药出版社，2002.

第三节　经穴推拿技术

经穴推拿技术在临床上常用于各种疼痛、呕吐、呃逆、心悸、昏厥等症状的护理干预。经穴推拿技术是通过点、按经络腧穴，配合多种推拿手法，达到防治疾病、改善症状的一种操作方法。

【操作步骤】

1. 操作准备

治疗盘、推拿油或按摩粉、纱布数块、大毛巾。

2. 操作评估

（1）主要症状、既往史、是否妊娠；

（2）对疼痛的耐受度、心理状态及配合程度；

（3）局部皮肤情况。

3. 操作处理方法

（1）核对医嘱，评估患者，做好解释。

（2）备齐用物，携用物至床旁。

（3）协助患者取合理、舒适体位。

（4）根据医嘱，确定治疗经络、腧穴，并暴露施术部位，注意保暖（图1-3-1）。

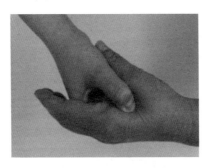

图1-3-1 确定并暴露施术部位

（4）局部涂推拿油或按摩粉，根据患者病情及病变部位情况选择不同手法，实施经穴推拿治疗，力度适中（图1-3-2）。

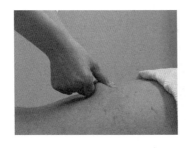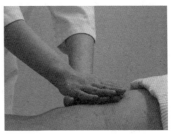

a b

图1-3-2 经穴推拿治疗

（6）治疗过程中，观察患者精神状态、对手法的耐受程度、局部皮肤情况，询问有无不适感。

（7）操作完毕，再次核对医嘱，告知患者注意事项。

（8）清洁患者皮肤，协助患者整理衣着，安置舒适卧位，整理床单位。

（9）整理用物，洗手，做好相关护理记录。

4. 辅助用具

屏风、穴位经络模型、手消毒剂、护理推车。

5. 评估工具

《疼痛评估量表》。

【难点及重点】

（1）常用的推拿手法

①掐法：又称爪法。用指甲按压穴位。用力较重而刺激面积较小，为开窍解痉的强刺激手法。常用于晕厥、惊风等证。

②揉法：是以指、掌、掌根、小鱼际、四指近侧指间关节背侧突起、前臂尺侧肌群肌腹或肘尖为着力点，在治疗部位带动受术皮肤一起做轻柔、缓和的回旋动作，使皮下组织层之间产生内摩擦的手法。其中，根据着力部位的不同，可以分为中指揉法、拇指揉法、掌揉法、掌根揉法、小鱼际揉法、膊揉法、肘揉法、拳揉法等。

③拿法：指用拇指和示、中指，或用拇指和其余四指的指腹，相对用力紧捏一定部位并内收的手法。

④推法：用指、掌、拳面等部位紧贴治疗部位，运用适当的压力，进行单方向的直线移动的手法称为推法。

⑤捻拨法：是捻法与拨法的联合。捻法，用拇、示指罗纹面捏住一定部位，两指相对做搓揉动作；拨法，是用指端置于肌肉、肌腱等组织一侧，做与其走行垂直方向的滑动。二者也可以单独使用。

⑥捏法：以拇指指腹分别与示、中、无名、小指指腹同时相对用力，在身体各部位或穴位上，连续灵巧地张合施术，称为

捏法。

⑦叩打法：是以拳、指或掌、手背击打患处而治病的一种手法。其中，拳叩打是指用空心拳叩击局部；掌击法是指用掌根部击打，腕部用力。

（2）经穴推拿的基本要求

①持久——手法能按要求持续运用一定时间，要保持动作和力量的连贯性，不能断断续续。

②有力——手法必须具有一定的力量，这种力量不是固定不变的，而应根据患者体质、病证、部位等不同情况而增减。

③均匀——指手法动作的节奏性和用力的平稳性。动作不能时快时慢，用力不能时轻时重。

④柔和——指手法动作的温柔灵活及力量的缓和。手法要轻而不浮，重而不滞，用力不是软弱无力，也不是生硬粗暴或用蛮力，变换动作要自然。

【注意事项】

（1）操作前护士应修剪指甲，以防损伤患者皮肤。

（2）操作时用力要均匀、柔和、有力、持久，禁用暴力。

（3）原则上每次治疗可选2~3条经络及3~6个穴位，手法刺激力度以"得气"或局部温热感为宜，避免用力过度。

（4）指压胸穴，偶尔有少数患者会发生眩晕、恶心、心悸、出冷汗等现象，严重者可出现面色白、四肢厥冷、脉搏细弱。一旦出现，要停止指压，让患者平卧（头部稍低）片刻即可恢复。如经采取上述措施仍不能恢复的，可指压人中、合谷、足三里等穴。

（5）各种出血性疾病、妇女月经期、孕妇的腹部、腰骶部及皮肤破损处、疤痕等部位忌用此法。此外，体质虚弱、疲劳过度、精神紧张、空腹时谨慎治疗。

【评分标准】

经穴推拿技术评分标准

项目	总分	技术操作要求	评分等级			
			A	B	C	D
仪表	2	仪表端庄，服装整洁	2	1	0	0
评估	10	主要临床表现、取穴部位的皮肤情况、对疼痛的耐受程度等	4	3	2	1
		解释操作目的及方法	3	2	1	0
		宣教内容正确	3	2	1	0
操作前准备	5	洗手，戴口罩	2	1	0	0
		备齐并检查用物，按顺序放置	3	2	1	0
安全与舒适	8	环境清洁、光线明亮	2	1	0	0
		核对医嘱	3	2	1	0
		患者体位舒适、安全	3	2	1	0
操作过程	55	核对医嘱、穴位	5	4	3	2
		暴露推拿部位，注意保暖	5	4	3	2
		施术部位涂推拿油	4	3	2	1
		推拿手法运用得当	15	8	6	4
		推拿力度合适	5	4	3	2
		观察局部皮肤，询问患者有无酸、麻、胀、痛、热等感觉	10	8	6	4
		告知相关注意事项	4	3	2	1
		协助患者取舒适体位，整理衣着、床单位	5	3	2	1
		再次核对医嘱	2	1	0	0
操作后	5	整理用物，洗手	3	2	1	0
		记录，签名	2	1	0	0
评价	5	技术熟练，动作轻巧、节力	5	4	3	2
理论提问	10	回答正确、全面	10	8	6	4

【参考文献】

[1] 邵铭熙.实用推拿学[M].北京:人民军医出版社,1998.

[2] 罗才贵.推拿治疗学[M].北京:人民卫生出版社,2006.

[3] 范炳华.推拿优势病种诊疗技术[M].北京:中国中医药出版,2012.

[4] 刘明军.针灸推拿与护理[M].北京:人民卫生出版社,2012.

[5] 周信文.推拿手法学[M].上海:上海中医药大学出版社,1996.

第四节　拔罐技术

拔罐技术在临床上常用于腰背痛、颈肩痛、外感发热、喘息、咳嗽等症状的护理干预。拔罐技术是以罐为工具,借助抽吸、燃烧热力或蒸汽等方法,排除罐内空气,使罐内形成负压,将罐吸附于治疗部位的体表或腧穴上,使局部皮肤充血、瘀血,以达到通经活络、消肿止痛、祛风散寒、改善症状的一种操作方法。

【操作步骤】

1. 操作准备

治疗盘、95%乙醇棉球、止血钳、罐（玻璃罐、竹罐、抽气罐等）、打火机、弯盘、小口玻璃瓶、纱布（图1-4-1）。

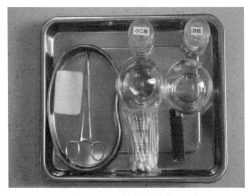

图1-4-1　用物准备

2. 操作评估

（1）主要症状、既往史、凝血功能、是否妊娠等；

（2）心理状态及配合程度；

（3）局部皮肤情况。

3. 操作处理方法

（1）核对医嘱，评估患者，做好解释。

（2）备齐用物，选择大小适宜的罐，并检查罐口及罐身有无破损，携用物至床旁。

（3）协助患者取合理、舒适体位，注意保暖。

（4）根据医嘱选穴，按压腧穴时询问患者有无酸、胀等"得气"感（图1-4-2）。

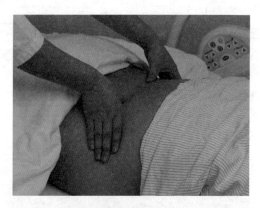

图1-4-2 按压腧穴

（5）拔罐（以玻璃罐为例）

①点火：一手用止血钳夹紧湿度适宜的酒精棉球，另一手持罐，罐口朝下，点燃后将火在罐内中下部（远离罐口端）旋转后迅速抽出（图1-4-3）；

②吸附：将加热后的火罐扣在所选部位，紧密吸附于皮肤表面（图1-4-4）。

（6）可根据医嘱或病情、部位等要求选用不同的拔罐方法。

①留罐：一般留罐10~15分钟，适用于临床大部分病证。

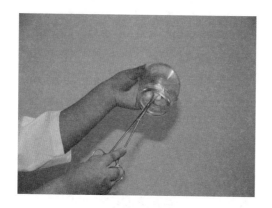

图 1 - 4 - 3　点火

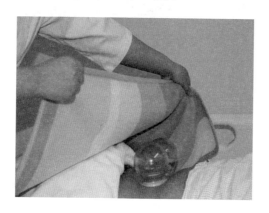

图 1 - 4 - 4　吸附

②走罐：先在所拔部位的皮肤或罐口上，涂上一层润滑油，再将罐吸附于治疗部位的皮肤上，手持罐体微提或倾斜向前后推拉，或做环形旋转运动，如此反复数次，至皮肤潮红、深红或起瘀点为止。

③闪罐：将罐吸附于皮肤后立即取下，如此反复操作，至皮肤潮红、深红或起瘀点为止。

（7）灭火：将点燃的酒精棉球放入小口玻璃瓶内灭火。

（8）观察：治疗过程中，检查火罐吸附情况，观察治疗部位皮肤颜色，询问患者的耐受程度及有无其他不适。

（9）起罐：一手扶住罐体，另一手拇指或示指按压罐口周围皮肤，使空气进入罐内，顺势将罐取下（图1-4-5）。清洁皮肤。

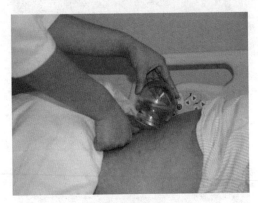

图1-4-5　起罐

（10）操作完毕，再次核对医嘱，告知患者注意事项。

（11）协助患者整理衣着，安置舒适卧位，整理床单位。

（12）整理用物，洗手，做好相关护理记录。

4. 辅助用品

治疗车、屏风、垫枕、凡士林等润滑油、手消毒剂。

5. 评估工具

《疼痛评估量表》。

【难点及重点】

1. 常用的几种点火方法（安全性不高）

（1）闪火法：用镊子或止血钳夹95%酒精棉球一个，将酒精棉球点燃后，伸入罐内中段绕一周（切勿将罐口烧热，以免烫伤皮肤），迅速将火退出，立即将罐扣在所选部位或穴位上。

（2）贴棉法：是用大小适宜的95%酒精棉球一块，贴在罐内壁中段（不要过湿），点燃后迅速按扣在选定的部位。

（3）投火法：是用易燃烧纸片或95%酒精棉球（拧干）一

个，点燃后投入罐内，迅速将罐按扣在选定的部位，此法适用于侧位横拔。

（4）架火法：准备一个不易燃烧及传热的块状物，直径 2～3厘米，放在选定的部位上，上置小块酒精棉球，将棉球点燃，马上将罐子扣上，立刻吸住，可产生较强的吸力。

2. 临床上根据病情，还可运用以下几种拔罐方法。

（1）药罐 常用的有两种：

①煮药罐：将配制成的药物装入布袋内，扎紧袋口，放入清水煮至适当浓度，再把竹罐投入药汁内煮 15 分钟，使用时，按水罐法吸拔在需要的部位上，多用于风湿痛等病。

②贮药罐：在抽气罐内事先盛贮一定的药液（约为罐子的1/2～2/3）。常用的为辣椒水、两面针酊、生姜汁、风湿酒等。然后按抽气罐操作法，抽去空气，使罐吸在皮肤上。也有在玻璃罐内盛贮1/3～1/2 的药液，然后用火罐法吸拔在皮肤上。常用于风湿痛、哮喘、咳嗽、感冒、溃疡病、慢性胃炎、消化不良、牛皮癣等。

（2）针罐 先在选定的部位施行针刺，将针留在原处，再以针刺处为中心，拔上火罐。如果与药罐结合，称为"针药罐"。多用于风湿痛等病。

（3）刺血（刺络）拔罐 用三棱针、陶瓷片、粗毫针、小眉刀、皮肤针、滚刺筒等，先按病变部位的大小和出血要求，按刺血法刺破小血管，然后拔以火罐。适用于各种急慢性软组织损伤、神经性皮炎、皮肤瘙痒、丹毒、神经衰弱、胃肠神经官能症等。

【注意事项】

（1）拔罐时应选肌肉丰厚部位，尽量避开骨骼凹凸不平处，毛发较多的部位，以及皮肤皱纹松弛、瘢痕处，防止罐体脱落。走罐时，不宜在骨突出处推拉，以免损伤皮肤，或火罐漏气脱落。

（2）选择适当的体位，拔罐过程中避免变换体位，以免罐体脱落。

（3）根据所拔部位的面积大小选择大小合适的火罐。在应用刺血拔罐时，针刺皮肤出血的面积，要等于或略小于火罐口径。出血量须适当，每次总量成人以不超过 10ml 为宜。

（4）应用闪火法时，棉花棒蘸酒精不要太多，以防酒精滴下，烧伤皮肤。用贴棉法时，须防止燃烧的棉花脱下。用架火法时，扣罩要准确，不要把燃烧的火架撞翻。用煮药罐时，应拭去罐中的热水。治疗时应注意勿灼伤或烫伤皮肤。

（5）使用多罐时，火罐排列的距离不宜太近，否则因皮肤被火罐牵拉会产生疼痛，同时因罐子互相排挤，不易牢固。

（6）皮肤有过敏、溃疡、水肿及高热抽搐患者、孕妇腹部不宜拔罐。

（7）拔罐过程中要注意观察患者的反应，如有不适应立即取罐；严重时可让患者平卧，保暖并饮热饮或糖水，还可按揉内关、合谷、太阳、足三里等穴。

（8）若皮肤起水疱时，小水疱无须处理，可自行吸收。水疱较大者，应消毒后用无菌注射器将疱液抽出，再用无菌敷料覆盖以防感染。

【评分标准】

拔罐技术评分标准

项目	总分	技术操作要求	评分等级			
			A	B	C	D
仪表	2	仪表端庄，服装整洁	2	1	0	0
评估	10	主要临床表现、取穴部位的皮肤情况、对疼痛的耐受程度等	4	3	2	1
		解释操作目的及方法	3	2	1	0
		宣教内容正确	3	2	1	0
操作前准备	5	洗手、戴口罩	2	1	0	0
		备齐并检查用物，按顺序放置	3	2	1	0

续表

项目	总分	技术操作要求	评分等级			
			A	B	C	D
安全与舒适	8	环境清洁、光线明亮	2	1	0	0
		核对医嘱	3	2	1	0
		患者体位舒适、安全	3	2	1	0
操作过程	55	核对医嘱、穴位	4	3	2	1
		定穴	5	4	3	2
		点火方法正确	4	3	2	1
		不同拔罐方法运用正确	10	8	6	4
		火罐吸附牢固	5	4	3	2
		穴位准确	8	6	4	2
		观察局部皮肤的瘀斑、水疱等情况，询问患者有无不适感觉	4	3	2	1
		起罐方法正确	4	3	2	1
		告知相关注意事项	5	4	3	2
		协助患者取舒适体位，整理衣物、床单位	4	3	2	1
		再次核对医嘱	2	1	0	0
操作后	5	整理用物，洗手	3	2	1	0
		记录，签名	2	1	0	0
评价	5	技术熟练、动作轻巧、节力	5	4	3	2
理论提问	10	回答正确、全面	10	8	6	4

【参考文献】

［1］张逢润.针灸辨证治疗学［M］.北京:中国医药科技出版社,2000.

［2］刘明军.针灸推拿与护理［M］.北京:人民卫生出版社,2012.

第五节　麦粒灸技术

麦粒灸技术在临床上常用于慢性虚寒性疾病如肺痨、慢性泄泻、尪痹、蛇串疮等的护理干预。麦粒灸技术是将麦粒样大小的艾绒，直接置于穴位上施灸，通过其温经散寒、扶助阳气、消瘀散结的作用，达到防治疾病、改善症状的一种操作方法。

【操作步骤】

1. 操作准备

治疗盘、麦粒大小的艾绒、油膏或凡士林、弯盘、消毒棉球、无菌敷料、镊子、胶布、线香、打火机、小口瓶、治疗碗、纱布（图 1 – 5 – 1），必要时备浴巾。

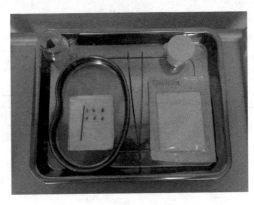

图 1 – 5 – 1　用物准备

2. 操作评估

（1）环境温度；

（2）主要症状、既往史、艾绒过敏或哮喘病史、凝血功能及是否妊娠；

（3）对热、气味的耐受程度；

（4）施灸部位皮肤情况。

3. 操作处理方法

（1）核对医嘱，评估患者，做好解释。

（2）备齐用物，携至床旁，协助患者取合适体位。

（3）遵照医嘱，确定施灸部位，注意保暖及保护隐私（图1 – 5 – 2）。

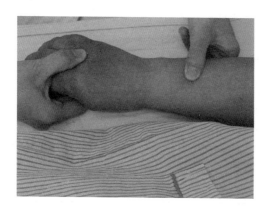

图 1 - 5 - 2　确定施灸部位

（4）选择油膏或凡士林涂于施灸部位。

（5）非化脓灸施灸方法：将艾绒置于施灸部位，用线香点燃艾绒顶端，使其燃烧，当艾绒燃到剩余 1/5 ~ 2/5 时，即用镊子将艾绒挟去，再进行下一步操作。灸后将穴位处残留的灰烬和油膏轻轻擦拭干净。

（6）观察患者局部皮肤，询问有无不适感。

（7）操作完毕，再次核对医嘱，协助患者整理衣着，安排舒适体位，整理床单位。

（8）开窗通风，注意保暖，避免对流风。

（9）整理用物，洗手，做好相关护理记录。

4. 辅助用品

手消毒剂、护理推车、一次性垫布、屏风。

5. 评估工具

《疼痛评估量表》。

【难点及重点】

（1）及时了解患者艾灸感觉，以便控制刺激量。

（2）患者在施灸过程中切不可随意移动肢体，否则易发生皮肤烫伤，对初次治疗或在头部施灸时更需注意。

【注意事项】

（1）面部、心前区、大血管处、乳头、腋窝、肚脐、会阴、孕妇腹部和腰骶部不宜施灸。

（2）注意皮肤情况，对糖尿病、肢体感觉障碍的患者，需谨慎控制施灸强度，防止烫伤。

（3）施灸后，局部出现小水疱，无须处理，可自行吸收；如水疱较大，可用无菌注射器抽吸疱液，并以无菌纱布覆盖。

【评分标准】

麦粒灸技术评分标准

项目	总分	技术操作要求	评分等级			
			A	B	C	D
仪表	2	仪表端庄，服装整洁	2	1	0	0
评估	10	主要临床表现、对疼痛的耐受程度、施灸处皮肤情况	4	3	2	1
		解释操作目的及方法	3	2	1	0
		宣教内容正确	3	2	1	0
操作前准备	5	洗手，戴口罩	2	1	0	0
		备齐并检查用物，按顺序放置	3	2	1	0
安全与舒适	8	环境清洁、光线明亮	2	1	0	0
		核对医嘱	3	2	1	0
		患者体位舒适、安全	3	2	1	0
操作过程	55	核对医嘱、穴位	4	3	2	1
		取穴准确	5	4	3	2
		将油膏或凡士林涂于施灸部位	5	4	3	2
		将艾粒置于施灸部位	5	4	3	2
		用线香点燃艾粒顶端	10	8	6	4
		观察局部皮肤，询问患者有无不适。	5	4	3	2
		除去灰烬，换艾粒	10	8	6	4
		灸后清洁皮肤	5	4	3	2
		再次核对医嘱，告知相关注意事项	4	3	2	1
		协助患者取舒适体位，整理衣物、床单位	2	1	0	0

续表

项目	总分	技术操作要求	评分等级			
			A	B	C	D
操作后	5	整理用物，洗手	2	1	0	0
		记录，签名	3	2	1	0
评价	5	技术熟练，动作轻巧	5	4	3	2
理论提问	10	回答准确、全面	10	8	6	4

【参考文献】

［1］王玲玲. 麦粒灸传薪集［M］.北京:人民卫生出版社,2012.

［2］漆浩. 艾灸养生祛病法［M］. 北京:北京体育大学出版社,1995.

［3］石学敏.针灸学［M］.北京:中国中医药出版社,2006.

［4］刘明军.针灸推拿与护理［M］.北京:人民卫生出版社,2012.

［5］张素秋,石福霞.中医护理技术操作实训［M］.北京:人民军医出版社,2011.

第六节 隔物灸技术

隔物灸也叫接灸、间隔灸，在临床上常用于治疗虚寒性疾病如面部肌肉瘫痪、咳嗽、痛经等症状的一种技术，是利用药物等材料将艾炷和穴位皮肤间隔开，借间隔物的药力和艾炷的特性发挥协同作用的一种操作技术。

【操作步骤】

1. 操作准备

治疗盘、艾炷、间隔物、打火机、镊子、弯盘、广口瓶、纱布（图1-6-1），必要时准备浴巾。

2. 操作评估

（1）环境温度；

（2）主要症状、既往史、艾绒过敏或哮喘病史、凝血功能、是否妊娠等；

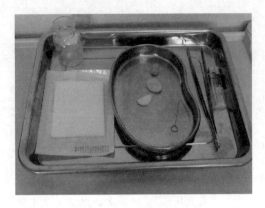

图 1 - 6 - 1 用物准备

（3）对热、气味的耐受程度；

（4）施灸部位皮肤情况。

3. 操作处理方法

（1）核对医嘱，评估患者及环境，做好解释。

（2）备齐用物，携至床旁，协助患者取合适体位，暴露施灸部位，注意保暖，必要时屏风遮挡。

（3）遵照医嘱，确定施灸穴位。

（4）点燃艾炷，进行施灸。

（5）常用施灸方法

①隔姜灸：取直径约 2 ~ 3cm，厚约 0.2 ~ 0.3cm 的新鲜姜片，在其上用针点刺小孔若干（图 1 - 6 - 2），放于施灸的部位，将艾炷放置在姜片上，从顶端点燃艾炷（图 1 - 6 - 3），待燃尽时接续一个艾炷。灰烬过多时及时清理。

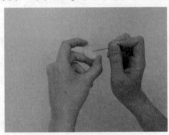

图 1 - 6 - 2

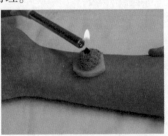

图 1 - 6 - 3

②隔蒜灸：用厚度约 0.2～0.3cm 的蒜片，在其上用针点刺小孔若干，将艾炷放置在蒜片上，从顶端点燃艾炷，待燃尽时接续一个艾炷。灰烬过多时及时清理。

③隔盐灸：用于神阙穴灸，用干燥的食盐填平肚脐，上放艾炷，从顶端点燃艾炷，待燃尽时接续一个艾炷。灰烬过多时及时清理。

④隔附子饼灸：用底面直径约 2cm，厚度约 0.2～0.5cm 的附子饼（附子研成细粉，加面粉少许，再用水调和捏成薄饼），在其上用针刺小孔若干，将艾炷放置在药饼上，从顶端点燃艾炷，待燃尽时接续一个艾炷。灰烬过多时及时清理。

（6）施灸过程中观察患者的反应。

（7）观察皮肤情况，如有艾灰，用纱布清洁局部皮肤，协助患者整理衣物，取舒适卧位。

（8）再次核对医嘱，告知患者注意事项。

（9）开窗通风，注意保暖，避免对流风。

（10）整理用物，洗手，做好相关护理记录。

4. 辅助用品

手消毒剂、护理推车、屏风。

5. 评估工具

《疼痛评估量表》。

【难点及重点】

间隔物的厚薄，可根据部位和病证而定。一般而言，面部等较为敏感的部位，间隔物可厚些；而急性或疼痛性病证，间隔物可薄些，用针均匀穿刺数孔后使用。如初灸 1、2 壮感觉灼痛，可将间隔物稍提起，然后重新放上，仍须以小艾炷灸之；如果疼痛难忍，可移动间隔物，然后再灸。灸到患者感觉热，局部皮肤红晕汗湿为度。

【注意事项】

（1）大血管处、孕妇腹部和腰骶部、皮肤感染、溃疡、瘢痕处、有出血倾向者不宜施灸。

（2）一般情况下，施灸顺序自上而下，先头身，后四肢。

（3）防止艾灰脱落烧伤皮肤或衣物。

（4）注意观察施灸部位皮肤情况，对糖尿病、肢体感觉障碍的患者，需谨慎控制施灸强度，防止烫伤。

（5）施灸后，局部出现小水疱，无须处理，可自行吸收；如水疱较大，可消毒后，用无菌注射器抽吸疱液，并以无菌纱布覆盖。

【评分标准】

隔物灸技术评分标准

项目	总分	技术操作要求	评分等级			
			A	B	C	D
仪表	2	仪表端庄，服装整洁	2	1	0	0
评估	10	主要临床表现，取穴部位的皮肤情况，对热、气味及疼痛的耐受程度等	4	3	2	1
		核对并解释操作目的及方法	3	2	1	0
		宣教内容正确	3	2	1	0
操作前准备	5	洗手，戴口罩	2	1	0	0
		备齐并检查用物，按顺序放置	3	2	1	0
安全与舒适	8	环境清洁、光线明亮	2	1	0	0
		核对医嘱	3	2	1	0
		患者体位舒适、安全	3	2	1	0
操作过程	55	核对医嘱、穴位	4	3	2	1
		遵医嘱确定艾灸穴位，询问患者有无热、麻、胀、痛等"得气"感觉，观察局部皮肤	5	4	3	2
		将间隔物放于穴位，点燃艾炷顶端放于间隔物上，待燃尽时接续一个艾炷	5	4	3	2
		灰烬过多时及时清理，以患者感觉温热为度	10	8	6	4
		观察局部皮肤及病情，询问患者有无不适	5	4	3	2

续表

项目	总分	技术操作要求	评分等级			
			A	B	C	D
		艾炷燃尽，取下间隔物，纱布清洁局部皮肤，观察皮肤	10	8	6	4
		施灸部位准确，操作熟练、轻巧，运用灸法正确，皮肤情况良好	5	4	3	2
		交待注意事项（注意保暖，避免复感风寒，饮食清淡，忌食辛辣、刺激及肥甘厚味的食物）	5	4	3	2
		协助患者取舒适体位，整理衣物、床单位	4	3	2	1
		再次核对医嘱	2	1	0	0
操作后	5	整理用物，洗手	3	2	1	0
		记录，签名	2	1	0	0
评价	5	技术熟练，动作轻巧、节力	5	4	3	2
理论提问	10	回答正确、全面	10	8	6	4

【参考文献】

［1］张广清,等.中医护理技术规范(中医护理专业发展丛书)[M].广州:广东科技出版社,2012.

［2］张素秋,石福霞.中医护理技术操作实训[M].北京:人民军医出版社,2011.

［3］刘革新.中医护理学[M].北京:人民卫生出版社,2006.

［4］石学敏.针灸学[M].北京:中国中医药出版社,2006.

［5］刘明军.针灸推拿与护理[M].北京:人民卫生出版社,2012.

第七节　悬灸技术

悬灸技术在临床上常用于各种寒湿所致的疼痛（如腰背酸痛、四肢凉痛、月经寒痛等）及中气不足所致的急性腹痛吐泻、四肢不温等症状的护理干预，是采用点燃的艾条悬于选定的穴位或病痛部位之上，通过艾的温热和药力刺激穴位或病痛部位，达到温经散寒、扶阳固脱、消瘀散结、防治疾病、改善症状的一种操作方法。

【操作步骤】

1. 操作准备

治疗盘、艾条、打火机、弯盘、小口瓶、纱布、治疗碗（图1-7-1），必要时备浴巾、一次性垫布、计时器。

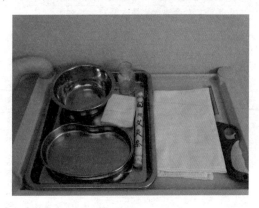

图1-7-1 用物准备

2. 操作评估

（1）环境温度；

（2）主要症状、既往史、艾绒过敏或哮喘病史、凝血功能、是否妊娠；

（3）对热、气味的耐受程度；

（4）施灸部位皮肤情况。

3. 操作处理方法

（1）核对医嘱，评估患者，做好解释。

（2）备齐用物，携至床旁。

（3）协助患者取合理、舒适体位。

（4）遵照医嘱，确定施灸部位，充分暴露施灸部位，注意保护隐私及保暖（图1-7-2）。

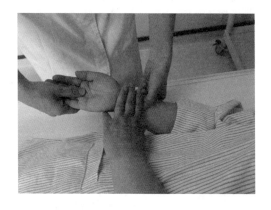

图1-7-2　确定施灸部位

（5）点燃艾条，进行施灸（图1-7-3）。

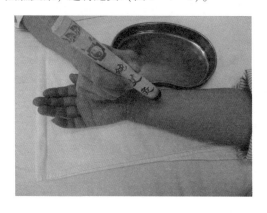

图1-7-3　施灸

（6）常用施灸方法

①温和灸：将点燃的艾条对准施灸部位，距离皮肤2～3cm，使患者局部有温热感为宜，每处灸10～15分钟，至皮肤红晕为度。

②雀啄灸：将点燃的艾条对准施灸部位一上一下进行施灸，如此反复，一般每穴灸5～10分钟，至皮肤红晕为度。

③回旋灸：将点燃的艾条悬于施灸部位上方约 2cm 处反复旋转移动施灸，每处灸 10～15 分钟，至皮肤红晕为度。

（7）施灸过程中观察患者局部皮肤，询问有无不适感。

（8）及时将艾灰弹入弯盘，防止烫伤皮肤。

（9）施灸结束，立即将艾条插入小口瓶，熄灭艾火。

（10）观察患者皮肤情况，如有艾灰，用纱布清洁，协助患者穿衣。

（11）操作完毕，再次核对医嘱，告知患者注意事项。

（12）协助患者取舒适体位，整理衣物、床单位。

（13）酌情开窗通风，注意保暖，避免对流风。

（14）整理用物，洗手，做好相关护理记录。

4. 辅助用品

手消毒剂、护理推车、屏风。

5. 评估工具

《疼痛评估量表》。

【难点及重点】

1. 遵医嘱或根据病情，选用相应的灸法。主要方法如下：

（1）温和灸

对昏迷或局部感、知觉减退者，操作者要将示指、中指分开后置于施灸部位两侧，通过操作者的手指来测量患者局部的受热温度，以利随时调节施灸的距离，掌握施灸的时间，防止烫伤。这种灸法温度较恒定和持续，对局部气血阻滞有散开的作用，主要用于局部疼痛的灸疗。

（2）回旋灸

回旋灸温度呈渐凉渐温互相转化，除对局部疼痛的气血阻滞有消散作用外，还能对经络气血的运行起到促进作用，故对灸点远端的病痛有一定的治疗作用。

（3）雀啄灸

雀啄灸温度突凉突温，对唤起穴位和经络的功能有较强的作用，因此适用于灸治远端的病痛和内脏疾病。

2. 防止患者烫伤

（1）及时弹落艾灰。

（2）注意施灸时间不宜过长。

（3）注意艾条与皮肤的距离，避免距离太近烫伤皮肤。

（4）可应用专业测温仪，避免烫伤。

【注意事项】

（1）大血管处、孕妇腹部和腰骶部、皮肤感染、溃疡、瘢痕处、有出血倾向者不宜施灸。

（2）一般情况下，施灸顺序自上而下，先头身，后四肢。

（3）防止艾灰脱落烫伤皮肤或损坏衣物。

（4）注意观察施灸部位皮肤情况，对糖尿病、肢体感觉障碍的患者，需谨慎控制施灸强度，防止烫伤。

（5）施灸后，局部出现小水疱，无须处理，可自行吸收；如水疱较大，可消毒后用无菌注射器抽吸疱液，并以无菌纱布覆盖。

【评分标准】

悬灸技术评分标准

项目	总分	技术操作要求	评分等级			
			A	B	C	D
仪表	2	仪表端庄，服装整洁	2	1	0	0
评估	10	主要临床表现，取穴部位的皮肤情况，对热、气味及疼痛的耐受程度等	4	3	2	1
		核对并解释操作目的及方法	3	2	1	0
		宣教内容正确	3	2	1	0
操作前准备	5	洗手，戴口罩	2	1	0	0
		备齐并检查用物，按顺序放置	3	2	1	0
安全与舒适	8	环境清洁、光线明亮	2	1	0	0
		核对医嘱	3	2	1	0
		患者体位舒适、安全	3	2	1	0

续表

项目	总分	技术操作要求	评分等级			
			A	B	C	D
操作过程	55	核对医嘱、穴位	4	3	2	1
		遵医嘱确定艾灸穴位，询问患者有无热、麻、胀、痛等"得气"感觉，观察局部皮肤	5	4	3	2
		点燃艾炷进行施灸方法正确，温和灸、雀啄灸、回旋灸手法正确	10	8	6	4
		灰烬过多时及时清理，以患者感觉温热为度	5	4	3	2
		观察局部皮肤及病情，询问患者有无不适	5	4	3	2
		艾炷燃尽，纱布清洁局部皮肤，观察皮肤	10	8	6	4
		施灸部位准确，操作熟练、轻巧，运用灸法正确，皮肤情况良好	5	4	3	2
		交待注意事项（注意保暖，避免复感风寒，饮食清淡，忌食辛辣刺激及肥甘厚味的食物）	5	4	3	2
		协助患者取舒适体位，整理衣物、床单位	4	3	2	1
		再次核对医嘱	2	1	0	0
操作后	5	整理用物，洗手	3	2	1	0
		记录，签名	2	1	0	0
评价	5	技术熟练，动作轻巧、节力	5	4	3	2
理论提问	10	回答正确、全面	10	8	6	4

【参考文献】

[1] 张素秋,石福霞.中医护理技术操作实训[M].北京:人民军医

出版社,2011.

　　[2] 刘革新.中医护理学[M].北京:人民卫生出版社,2006.

　　[3] 石学敏.针灸学[M].北京:中国中医药出版社,2006.

　　[4] 刘明军.针灸推拿与护理[M].北京:人民卫生出版社,2012.

第八节　雷火灸技术

　　雷火灸技术在临床上常用于失眠、青少年近视眼、干眼症、过敏性鼻炎、咽炎、盆腔炎、痛经、各种痛症、皮肤病、肥胖症等的护理干预,是采用多种中药配制结合灸具使用的一种操作方法,能充分发挥出药力峻、火力猛(温度达240℃)、灸疗面广、渗透力强的特点,有较强的活血化瘀、祛风除湿、消肿止痛、扶正祛邪的作用。

【操作步骤】

1. 操作准备

　　治疗盘、雷火灸条、灸具、大头针、打火机、酒精灯、弯盘、广口瓶(图1-8-1),必要时备浴巾、刮灰板、一次性垫布、止血钳。

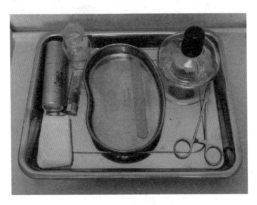

图1-8-1　用物准备

2. 操作评估

（1）环境温度；

（2）主要症状、既往史、是否有凝血功能障碍、艾绒过敏或哮喘病史、是否妊娠；

（3）对热、气味的耐受程度；

（4）施灸部位皮肤情况。

3. 操作处理方法

（1）核对医嘱，评估患者，做好解释。

（2）备齐用物，携至床旁。

（3）协助患者取合理、舒适体位。

（4）遵照医嘱，确定施灸部位。注意保暖及保护隐私。

（5）拧开灸具顶部，揭开灸具底部，拿起中药艾条从底部向前推至露出约5cm。

（6）取大头针在灸具两边针孔插入，固定中药艾条。

（7）点燃中药艾条，将其对准施灸部位进行施灸（图1-8-2）。

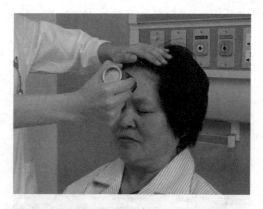

图1-8-2 施灸

（8）操作完毕，使中药艾条彻底熄灭，清洁施灸皮肤。

（9）再次核对医嘱，告知患者注意事项。

（10）协助患者取舒适体位，整理衣物、床单位。

（11）整理用物，洗手，做好相关护理记录。

4. 辅助用品

经络穴位模型、手消毒剂、护理推车、屏风。

5. 评估工具

《疼痛评估量表》。

【难点及重点】

1. 雷火灸有补法和泻法，根据不同病情而选择。补法常用于风寒湿痹、虚寒腹痛泄泻等；泻法常用于实证之痛症，腰背痛，湿浊阻滞之呕吐等。主要方法如下：

（1）雀啄法：雷火灸火头对准应灸部位或穴位，火头距离皮肤 1～2cm，形如鸡啄米、雀啄食，为泻法。

（2）小回旋灸法：雷火灸火头对准应灸的部位或穴位，做固定的小回旋转，火头距离皮肤 1～5cm，旋转直径 1～3cm。该法采用顺时针方向旋转，多用于泻法；若采用逆时针方向旋转，多用于补法。

（3）螺旋形灸法：雷火灸火头对准应灸部位中心点，逐渐由小而大，可旋至碗口大，反复使用由小而大的操作方法，火头距离皮肤 2～3cm，旋转直径 1～5cm，按顺时针螺旋形方法旋转，多用于泻法；若采用逆时针方向进行螺旋反复旋转，多用于补法。

（4）横行灸法：火头悬至病灶部位之上，左右摆动，火头距离皮肤 1～2cm，多用于泻法；火头距离皮肤 5～6cm，多用于补法。

（5）纵行灸法：火头悬至病灶部位之上，灸时火头沿人体纵轴上下移动，火头距离皮肤 1～2cm，多用于泻法；火头距离皮肤 3～5cm，多用于补法。

（6）斜向灸法：火头悬至病灶部位之上，灸条火头斜行移动，火头距离皮肤 1～2cm，多用于泻法；火头距离皮肤 3～5cm，多用于补法。此法常用于鼻炎等病证。

（7）摆阵法：斗式温灸盒，根据病情可摆横阵、竖阵、斜阵、平行阵、丁字阵等。

2. 雷火灸的得气说

（1）补法得气：雷火灸距离皮肤 3~5cm，施灸时间为 5~10 分钟。皮肤慢慢地呈现淡红色红晕或肌肉软组织呈现柔软，皮肤温度增加，此为补法得气。

（2）泻法得气：雷火灸距离皮肤 1~2cm，悬灸时间为 0.5~1 分钟。皮肤出现红晕或皮温急剧增加，患者有刺痛感呈现，此法为泻法得气。得气后为 1 壮，必须用手触摸被灸处皮肤，降低皮温后再重新反复施灸。

3. 部分患者对疼痛不耐受，直接影响本技术的实施。因此护士在实施操作时应注意观察局部皮肤及病情变化，询问患者有无灼痛感，随时调整施灸的距离，防止艾灰脱落，造成烫伤皮肤或毁坏衣服。

【注意事项】

（1）用灸时，火头应与皮肤保持用灸距离，切忌火头接触皮肤，以免烫伤。

（2）点穴时，若配合按摩手法（以拇指或示指指腹轻揉穴位），疗效更佳。

（3）治疗中应保持红火，随时注意患者表情，以患者能耐受为度，以避免灼伤。

（4）眼外伤、青光眼、眼底出血、发热、脑血管病急性期、高血压危象及孕妇等患者禁用。

（5）治疗后 2 小时内勿擦洗灸疗部位。

（6）对体质虚弱、神经衰弱的患者，治疗时火力宜小，精神紧张的患者应消除其思想顾虑，饥饿的患者应先进食或喝些糖水。

【评分标准】

雷火灸技术评分标准

项目	总分	技术操作要求	评分等级			
			A	B	C	D
仪表	2	仪表端庄，服装整洁	2	1	0	0
评估	10	主要临床表现，施灸部位的皮肤情况，对热、气味和疼痛的耐受程度等	4	3	2	1
		解释操作目的及方法	3	2	1	0
		宣教内容正确	3	2	1	0
操作前准备	5	洗手、戴口罩	2	1	0	0
		备齐并检查用物，按顺序放置	3	2	1	0
安全与舒适	8	环境清洁、光线明亮	2	1	0	0
		核对医嘱	3	2	1	0
		患者体位舒适、安全	3	2	1	0
操作过程	55	核对医嘱、皮肤、穴位	4	3	2	1
		大头针固定，点燃灸条、灸法正确	5	4	3	2
		雀啄灸、回旋灸、横行灸	5	4	3	2
		灸条与皮肤距离符合要求	10	8	6	4
		及时清除艾灰	5	4	3	2
		艾条灸至局部皮肤稍起红晕，施灸时间（时间口述）合理	10	8	6	4
		观察局部皮肤，询问患者有无热、麻、胀、痛等感觉	5	4	3	2
		灸后艾条彻底熄灭，清洁局部皮肤，告知相关注意事项	5	4	3	2
		协助患者取舒适体位，整理衣物、床单位	4	3	2	1
		再次核对医嘱	2	1	0	0
操作后	5	整理用物，洗手	3	2	1	0
		记录，签名	2	1	0	0
评价	5	技术熟练、动作轻巧、节力	5	4	3	2
理论提问	10	回答正确、全面	10	8	6	4

第九节 中药热熨敷技术

中药热熨敷技术在临床上常用于各种软组织损伤、疼痛、各种关节炎及脾胃虚寒的护理干预。此技术是将中药加热后，在患处或相应穴位上适时来回移动或回旋运转，利用温热之力，将药性通过体表毛窍透入经络、血脉，从而达到温经通络、行气活血、散寒止痛、祛瘀消肿等作用的一种操作方法。

【操作步骤】

1. 操作准备

遵医嘱准备药物、双层纱布袋、温度计、凡士林、棉签、治疗盘、大毛巾、治疗单（图1-9-1）。

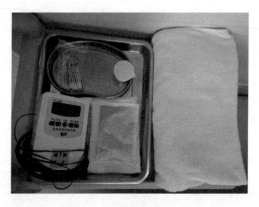

图1-9-1 用物准备

2. 操作评估

（1）主要临床症状、既往史、过敏史、是否妊娠；

（2）热熨部位的皮肤情况；

（3）对热的耐受程度。

3. 操作处理方法

（1）核对医嘱，评估患者，做好解释。

（2）准备药物。

（3）洗手，戴口罩，备齐用物至床旁，再次核对医嘱及患者信息。

（4）协助患者取舒适体位，遮挡，暴露操作部位，注意保暖。

（5）患处涂少量凡士林，将药袋置于患处或相应穴位，来回推熨或回旋运转，力量均匀，开始时用力要轻，速度稍快，随着药袋温度的降低，力量增大，同时速度减慢（图1-9-2）。药袋温度过低时及时更换，操作时间为15~30分钟。

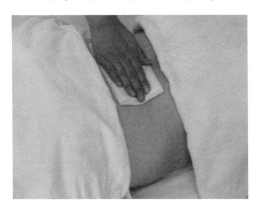

图1-9-2

（6）操作过程中观察局部皮肤情况，询问患者对温度的反应，防止烫伤。

（7）操作完毕后，清洁局部皮肤，协助患者整理衣着并取舒适体位，整理床单位。

（8）告知患者注意事项，整理用物，洗手。

（9）做好记录并签名。

4. 辅助用品

手消毒剂、护理推车。

5. 评估工具

《疼痛评估量表》。

【注意事项】

（1）腹部包块性质不明，孕妇腹部、腰骶部禁用。

（2）身体大血管处，皮肤损伤早期、溃疡、炎症或较严重的皮肤病患者禁用。

（3）糖尿病、血液病、发热、严重心肝肾功能障碍者慎用。

（4）艾滋病、结核病或其他传染病者慎用。

（5）局部无知觉或反应迟钝者慎用。

（6）保持药袋的温度，药熨温度不宜超过70℃，老年人、婴幼儿药熨温度不宜超过50℃，冷却后及时更换。

（7）治疗过程中随时观察病情变化，听取患者对热感的反应，若患者感到疼痛或出现水疱时，立即停止操作，报告医师，并配合处理。

【评分标准】

中药热熨敷技术评分标准

项目	总分	技术操作要求	评分等级			
			A	B	C	D
仪表	2	仪表端庄，服装整洁	2	1	0	0
评估	10	主要临床表现、热熨敷部位的皮肤情况、对热的耐受程度等	4	3	2	1
		解释操作目的及方法	3	2	1	0
		宣教内容正确	3	2	1	0
操作前准备	5	洗手，戴口罩	2	1	0	0
		备齐并检查用物，按顺序放置	3	2	1	0
安全与舒适	8	病室环境整洁，门窗关闭	2	1	0	0
		核对医嘱	3	2	1	0
		患者体位舒适、安全	3	2	1	0

项目	总分	技术操作要求	评分等级			
			A	B	C	D
操作过程	55	核对医嘱及患者信息	4	3	2	1
		暴露热熨部位，注意遮挡和保暖	5	4	3	2
		患处涂凡士林	5	4	3	2
		热熨方法正确	10	8	6	4
		热熨用力适度，速度适度	5	4	3	2
		观察局部皮肤，询问患者对热的反应	10	8	6	4
		热熨后擦净局部皮肤	5	4	3	2
		告知相关注意事项	5	4	3	2
		协助患者取舒适体位，整理衣物、床单位	4	3	2	1
		再次核对医嘱	2	1	0	0
操作后	5	整理用物，洗手	3	2	1	0
		记录，签名	2	1	0	0
评价	5	技术熟练，患者满意	5	4	3	2
理论提问	10	回答正确、全面	10	8	6	4

【参考文献】

[1] 张素秋,石福霞.中医护理技术操作实训[M].北京:人民军医出版社,2011.

[2] 刘虹.中医护理学基础[M].北京:中国中医药出版社,2005.

[3] 潘丽英,陆素梅,刘展秀.中药热熨法治疗小儿风寒咳嗽的临床观察及护理[J].全科护理,2013,11(276):214-215.

[4] 王文莉.中药热熨法辅助治疗胃脘痛的临床护理[J].中国中医药现代远程教育,2015,13(202):128-129.

第十节　中药熏洗技术

中药熏洗技术在临床上常用于风湿免疫疾病、骨伤、妇科、皮肤科及五官科等各科疾病引起的疼痛、炎症、水肿、瘙痒等症状的护理干预。此技术是以中药蒸汽为载体，辅于温度、湿度、力度的作用，促进局部的血液及淋巴的循环，有利于局部水肿及炎症的吸收，消除局部肌纤维的紧张和痉挛的一种操作方法。

【操作步骤】

1. 操作准备

治疗盘、药液、中单、容器（根据熏蒸部位的不同选用）、水温计、治疗巾或浴巾（图1-10-1）。

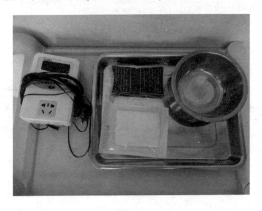

图1-10-1 用物准备

2. 操作评估

（1）环境温度；

（2）主要症状、既往史及过敏史、是否妊娠或经期；

（3）体质及局部皮肤情况；

（4）进餐时间。

3. 操作处理方法

（1）核对医嘱，评估患者，做好解释，调节室内温度。

（2）备齐用物，携至床旁。

（3）协助患者取合理、舒适体位，暴露熏蒸部位，注意保暖及保护隐私。

（4）将43~46℃药液倒入容器内，对准熏蒸部位（图

1 – 10 – 2）。

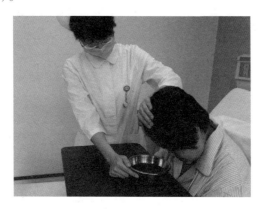

图 1 – 10 – 2

（5）用浴巾或治疗巾盖住熏蒸部位及容器，使药液蒸汽熏蒸患处，待温度降至 38 ~ 41℃时，将患处浸泡于药液中。

（6）随时询问患者感受。

（7）操作完毕，再次核对医嘱，观察并清洁患者皮肤。

（8）安排舒适体位，整理衣物、床单位。

（9）整理用物，做好相关护理记录。

4. 辅助用品

屏风、手消毒剂、护理推车。

【难点及重点】

1. 治疗或缓解不同的疾病时，熏洗方法也有所不同。

（1）上肢熏洗法 根据病变部位，遵医嘱备好药液，准备好脸盆、毛巾或浴巾、橡皮单、布单。床上铺好橡皮单，将药液趁热倒入容器内。将患肢架于盆上，用浴巾或布单盖住患肢及脸盆，使药液蒸汽熏蒸患肢。待温度降低后，将患肢浸泡于药液中约10分钟左右。治疗完毕，擦干患肢，保温。

（2）下肢熏洗法 根据病变部位，遵医嘱备好药液，准备好木桶或下肢熏蒸仪、布单、毛巾、椅子。将煎好的药液倒入木桶或下肢熏蒸仪中，患者坐在椅子上，将患足放在桶内或下肢熏蒸仪，用布单将桶口及腿盖严，进行熏疗。待药液温度降低后，将患足浸泡在药液中泡洗，时间约10～20分钟。根据病情需要，药液可浸至踝关节或膝关节部位。熏洗完毕后，用干毛巾擦干皮肤，注意避风。

（3）眼部熏蒸法 根据病变部位，遵医嘱备好药液，准备好治疗盘、治疗碗、纱布、熏蒸壶、电磁炉。

将煎好的药液倒入熏蒸壶内在电磁炉上加热，患者取端坐姿势，头部微向前倾，睁眼，眼部对准熏蒸壶嘴，注意温度防止烫伤，每次熏蒸时间20～30分钟。

完毕后用清洁纱布轻轻擦干眼部，然后闭目休息5～10分钟。

（4）坐浴熏洗法 根据病变部位，遵医嘱备好药液，备好坐浴架、浴盆、带孔的木盖、毛巾，必要时备屏风。

将煎好的中药液趁热倒入盆内，上盖一带孔的木盖。协助患者脱去内裤，让患者暴露臀部，若有创面覆盖，则揭去敷料，将患处对准盖孔，坐于木盖上熏蒸。待药液温度下降后，撤去木盖，让患者臀部坐于盆内浸泡，当药液偏凉时，应添加热的药液，每次熏洗20～30分钟。

治疗完毕，擦干臀部。如需换药，则上药后敷盖无菌敷料，更换干净的内裤，安置舒适卧位。

一般每天熏洗1～3次，每次20～30分钟。其疗程视疾病而定，以病愈为准。

（5）全身熏蒸法 根据病变部位，遵医嘱备好药液，备齐物品，将浴室温度调节在20～22℃。

把煎好的中药液趁热倒入熏蒸仪内，协助患者脱去衣裤，扶入熏蒸仪内，用布单或毯子从上面盖住，勿使热气外泄，露出头面部，借药物蒸汽进行熏疗。每次熏蒸30分钟。熏洗过程中，密切观察患者的反应，了解其生理及心理感受，若感到不适，应立即停止，协助患者卧床休息。

熏洗完毕，用温水冲去皮肤上的药液，擦干身体，协助衣着，安置舒适卧位。

（6）全身熏洗法　根据病变部位，遵医嘱备好药液，备齐物品，将浴室温度调节在 20～22℃。

把煎好的中药液倒入大木桶内，加适量开水。桶内放置支架或小木凳，协助患者脱去衣裤，扶入大木桶内的支架或小木凳上，上部覆盖布单，露出头面部，每次熏洗 20～30 分钟。熏洗过程中，密切观察患者的反应，了解其生理及心理感受，若感到不适，应立即停止，协助患者卧床休息。

熏洗完毕，用温水冲去皮肤上的药液，擦干身体，协助整理衣着，安置舒适卧位。

2. 熏蒸药液的温度控制

（1）选择带有温度控制的熏蒸设备。

（2）观察患者在熏蒸过程中的反应，及时调整熏蒸温度。

【注意事项】

（1）饥饿、体弱、年老、儿童、精神欠佳者慎用，急性传染病、严重心脏病患者、高血压等病患者，忌用全身熏蒸。

（2）慢性肢体动脉闭塞性疾病，严重肢体缺血，发生肢体干性坏疽者，熏蒸时药液温度不可超过 38℃。

（3）眼部肿瘤、眼出血、急性结膜炎、面部感觉障碍、内眼手术、外伤有出血者 48 小时内、皮肤溃烂等不宜用熏眼法治疗。

（4）妇女妊娠和月经期间，均不宜进行熏蒸。

（5）熏蒸过程中注意室内避风，冬季注意保暖，洗毕应及时擦干药液和汗液，暴露部位尽量加盖衣被。

（6）包扎部位熏蒸时，应去除敷料。

（7）所用物品、用具一人一套，及时清洗消毒，避免交叉感染。

（8）饭前、饭后半小时内，不宜蒸汽熏蒸。

【评分标准】

中药熏洗技术评分标准

项目	总分	技术操作要求	评分等级			
			A	B	C	D
仪表	2	仪表端庄，服装整洁	2	1	0	0
评估	10	主要临床表现、熏洗部位的皮肤情况、对热度的耐受程度等	4	3	2	1
		解释操作目的及方法	3	2	1	0
		宣教内容正确	3	2	1	0
操作前准备	5	洗手，戴口罩	2	1	0	0
		备齐并检查用物，按顺序放置	3	2	1	0
安全与舒适	8	环境清洁、温湿度适宜，屏风或隔帘遮挡	2	1	0	0
		核对医嘱	3	2	1	0
		患者体位舒适、安全	3	2	1	0
操作过程	55	核对医嘱、熏洗部位	4	3	2	1
		根据病变部位选择熏洗方法正确	10	8	6	4
		药液量准确，温度适宜	5	4	3	2
		根据病情熏洗时间正确，操作流程正确	10	8	6	4
		观察局部皮肤，询问患者有无胸闷、头晕、呼吸困难	5	4	3	2
		询问患者热度的耐受情况，随时检测温度	5	4	3	2
		施治完毕，协助患者整理衣物	5	4	3	2
		告知相关注意事项	5	4	3	2
		协助患者取舒适体位，整理床单位	4	3	2	1
		再次核对医嘱	2	1	0	0
操作后	5	整理用物，洗手	3	2	1	0
		记录，签名	2	1	0	0
评价	5	技术熟练，动作轻巧、节力	5	4	3	2
理论提问	10	回答正确、全面	10	8	6	4

【参考文献】

[1] 李小寒,尚少梅.基础护理学[M]·4版.北京:人民卫生出版社,2006.

[2] 国家中医药管理局.中医医疗技术手册[M].北京:中国中医药出版社,2013.

[3] 袁长津,罗坤华.中医临床"三基"训练(护理分册)[M].北京:科学技术文献出版社,2006.

[4] 徐桂华,刘虹.全国中医药行业高等教育"十二五"规划教材.中医护理学基础[M].北京:中国中医药出版社,2012.

[5] 杨霓芝,刘旭生.泌尿科专病中医临床诊治[M]·3版.北京:人民卫生出版社,2000.

[6] 王小云,黄健玲.妇科专病中医临床诊治[M]·3版.北京:人民卫生出版社,2013.

第十一节　刮痧技术

刮痧技术在临床上常用于外感发热头痛、恶心呕吐、腹痛腹泻、腰腿痛、肩关节疼痛等症状的护理干预。此技术是应用边缘光滑的器具,如牛角类、砭石类等刮板或匙,蘸上刮痧油、水或润滑剂等介质,在患者体表一定部位反复刮动,使局部皮肤出现瘀斑,以达到疏通经络、气血通畅、逐邪外出的一种操作方法。

【操作步骤】

1. 操作准备

治疗盘、治疗碗、刮痧板(牛角类、砭石类等)、介质(刮痧油、清水、润肤乳等)、热毛巾(图1-11-1)。

2. 操作评估

(1) 主要症状、既往史、过敏史、凝血功能、是否妊娠或月经期;

(2) 患者体质及对疼痛的耐受程度;

(3) 治疗部位皮肤情况。

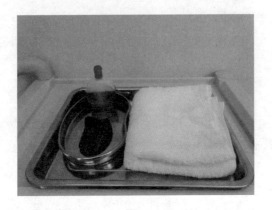

图 1 – 11 – 1 用物准备

3. 操作处理方法

（1）核对医嘱，评估患者，做好解释。

（2）洗手，备齐用物，检查刮具边缘有无缺损（图 1 – 11 – 2），携至床旁。

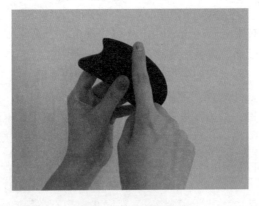

图 1 – 11 – 2 检查刮具边缘

（3）协助患者取合理体位，暴露刮痧部位，注意保护隐私及保暖。

（4）遵照医嘱确定刮痧部位，用刮痧板蘸取适量刮痧油涂抹于刮痧部位（图 1 – 11 – 3）。

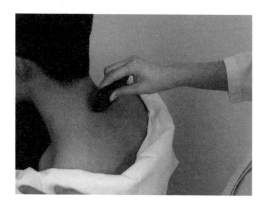

图 1 - 11 - 3

（5）刮痧方向：在选定部位按照从上至下、由内向外，单一方向刮拭。头部采用梳头法，由前向后；面部一般由正中向两侧；下颌向外上刮拭；胸部正中应由上向下；肋间则由内向外；腹部则由上向下、由内向外；四肢向远心端刮拭，下肢静脉曲张或下肢肿胀者，宜由下向上刮拭，采用逆刮法。

（6）刮痧次序：刮痧顺序一般为先头面后手足、先腰背后胸腹、先上肢后下肢、先内侧后外侧，逐步按顺序刮痧。

（7）刮痧力度：虚证、年老体弱、对疼痛敏感的患者选择轻刮；外感、实证、青壮年体强者、肌肉皮下组织丰富处可选择重刮。

（8）刮痧时间：每个部位一般刮 20～30 次，每次选择 3～5 个部位；局部刮痧一般 5～10 分钟，全身刮痧一般 10～20 分钟。

（9）刮痧程度：一般刮至皮肤出现潮红、紫色等颜色变化，或出现粟粒状、丘疹样斑点或条索状斑块等形态变化，并伴有局部热感或轻微疼痛。及时询问患者有无不适，调节手法力度。

（10）刮痧完毕，再次核对医嘱，清洁局部皮肤，协助患者整理衣物，安排舒适体位，整理床单位。

（11）整理用物，洗手，做好相关护理记录。

4. 辅助用品

浴巾、屏风、手消毒剂、护理推车。

5. 评估工具

《疼痛评估量表》。

【难点及重点】

手法：单手握板，将刮痧板放置掌心，用拇指、示指和中指夹住刮痧板，无名指、小指紧贴刮痧板边角，从三个角度固定刮痧板。刮痧时利用指力和腕力调整刮痧板角度，使刮痧板与皮肤之间夹角约为45°，以肘关节为轴心，前臂做有规律的移动。

【注意事项】

（1）严重心血管疾病、肝肾功能不全、出血倾向疾病、感染性疾病、皮肤疖肿包块者不宜行刮痧。

（2）急性扭挫伤、皮肤出现肿胀破溃者不宜行刮痧。

（3）空腹、饱食后不宜刮痧。

（4）刮痧不配合者，如醉酒、精神分裂症、抽搐者不宜行刮痧。

（5）孕妇的腹部、腰骶部不宜行刮痧。

（6）刮痧时注意室内保暖，冬季应避免感受风寒；夏季避免风扇、空调直吹刮痧部位。

（7）刮痧过程中若出现头晕、目眩、心慌、出冷汗、面色苍白、恶心欲吐甚至神昏扑倒等晕刮现象，应立即停止刮痧，取平卧位，立刻通知医生，配合处理。

（8）告知患者刮痧部位出现红紫色痧点或瘀斑，为正常表现，数日方可消除。刮痧结束后可饮用一杯温水，不宜食用生冷食物、洗澡。

【评分标准】

刮痧技术评分标准

项目	总分	技术操作要求	评分等级			
			A	B	C	D
仪表	2	仪表端庄，服装整洁	2	1	0	0

续表

项目	总分	技术操作要求	评分等级			
			A	B	C	D
评估	10	主要临床表现、刮痧部位皮肤、对疼痛的耐受程度等	4	3	2	1
		解释操作目的及方法	3	2	1	0
		宣教内容正确	3	2	1	0
操作前准备	5	洗手，戴口罩	2	1	0	0
		备齐并检查用物	3	2	1	0
安全与舒适	8	环境清洁、光线明亮	2	1	0	0
		核对医嘱	3	2	1	0
		患者体位舒适、安全	3	2	1	0
操作过程	55	核对医嘱	3	2	1	0
		暴露刮痧部位，保暖，遮挡	5	4	3	2
		部位准确	5	4	3	2
		刮痧的方法准确，用力均匀适度	10	8	6	4
		观察局部皮肤，皮肤呈现出红、紫色痧点	10	8	6	4
		询问患者感受	5	4	3	2
		清洁皮肤	5	4	3	2
		协助患者取舒适体位，整理衣物、床单位	5	4	3	2
		告知相关注意事项	5	4	3	2
		再次核对医嘱	2	1	0	0
操作后	5	整理用物，洗手	3	2	1	0
		记录，签名	2	1	0	0
评价	5	技术熟练、动作轻巧、节力	5	4	3	2
理论提问	10	回答正确、全面	10	8	6	4

【参考文献】

[1] 张素秋,石福霞.中医护理技术操作实训[M].北京:人民军医

出版社,2011.

[2] 陈佩仪.中医护理学基础[M].北京:人民卫生出版社,2012.

第十二节 中药灌肠技术

中药灌肠技术在临床上常用于多种慢性炎症或肠道感染所致的腹痛、腹泻、便秘、黏液、脓血便、高热等症的护理干预。此技术是将中药液从肛门灌（滴）入直肠或结肠，使药液保留在肠道内，通过肠黏膜的吸收达到清热解毒、软坚散结、活血化瘀等治疗疾病的一种操作方法。

【操作步骤】

1. 操作准备

治疗盘、中药药液、一次性灌肠袋、水温计、纱布、一次性手套、垫枕、一次性治疗巾、石蜡油、棉签（图1-12-1）。

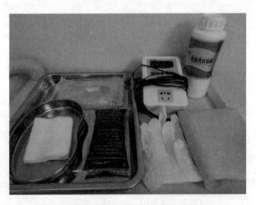

图1-12-1 用物准备

2. 操作评估

（1）病室环境，温度适宜；

（2）主要症状、既往史及过敏史、是否经期、有无灌肠的禁忌证；

（3）心理状况、合作程度，介绍灌肠的方法及注意事项；

（4）灌肠前 30 分钟需排空二便。

3. 操作处理方法

（1）备齐用物携至床旁，做好核对、解释工作。

（2）关闭门窗，隔帘或屏风遮挡。

（3）戴手套，协助患者取左侧卧位（根据病情也可选择右侧卧位），充分暴露肛门，垫治疗巾于臀下，置垫枕以抬高臀部 10～20cm。

（4）测量药液温度，以 39～41℃为宜，倒入灌肠袋内，润滑灌肠袋前端肛管，排净肛管内空气，嘱患者深呼吸，将肛管轻轻插入15～20cm，缓慢滴入药液（滴入的速度根据医嘱而定），液面距离肛门不超过 30cm，滴注过程中询问患者感受，根据患者耐受情况及时调整滴速（图 1－12－2）。

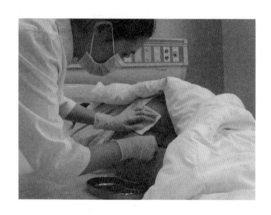

图 1－12－2

（5）药液滴注完毕，夹紧并拔出肛管，清洁肛门，嘱患者尽量保留药液，协助其取舒适卧位，整理衣物、床单位。

（6）整理用物，脱去手套，再次核对医嘱，洗手，做好记录并签名。

4. 辅助用品

便盆、屏风、手消毒剂、护理推车。

【难点及重点】

1. 治疗或缓解不同的疾病时，灌肠方法也有不同。

（1）直肠注入法

①同3（1）～（3）。

②测量药液温度，以39～41℃为宜，用注射器抽取药液备用。润滑肛管前端，与注射器连接，排气后夹紧肛管，轻轻插入肛门约15～20cm，松开止血钳缓缓推注药液，药液注完后再注入温开水5～10ml，用止血钳夹住肛管，轻轻拔出。嘱患者尽量保留药液，协助取舒适卧位。

（2）直肠滴注法

①同3（1）～（3）。

②测量药液温度，以39～41℃为宜，倒入灌肠袋内，挂在输液架上，液面距肛门约30cm。根据病变部位取左侧或右侧卧位，臀下垫橡胶单或治疗巾，并用小枕抬高臀部10cm左右，注意保暖。润滑肛管前端，润滑排气后夹紧肛管，轻轻插入肛门约15～20cm，松开止血钳，缓慢滴入。待药液滴完后，协助取舒适卧位，嘱患者尽量保留药液1小时以上，臀部小枕可1小时以后再撤去。

（3）电脑中药灌肠技术

①同3（1）～（3）。

②测量药液温度，以39～41℃为宜，加入灌肠仪内，将电脑灌肠仪输出管连接于肛管皮条，启动机器排空管道内空气后，将灌肠压力设置为7～11kPa，根据患者病变范围和患者耐受程度调节药液灌入时间为20～40秒，液体量为50～200ml。药液灌完，关闭电脑灌肠仪，拔出肛管，协助患者清洁肛周皮肤，用纱布轻柔肛门处，嘱患者保留60分钟以上。

2. 掌握灌肠角度，增加患者的舒适感，操作如下：肛管插入时应避开直肠角即插入3～4cm时，有松落感应先停止推进，将肛管向前偏移与直肠角相同的角度，再插入直肠。插管时顺着人体所固有的角度，可以减少肛管对肛门的刺激，增加患者的舒适度。

【注意事项】

（1）操作前了解患者的病变部位，视病情选择不同的卧位和插管深度。一般慢性痢疾病变多在直肠和乙状结肠，宜采取左侧卧位，插入深度以 15~20cm 为宜；溃疡性结肠炎病变多在乙状结肠或降结肠，插入深度以 18~25cm 为宜；阿米巴痢疾病变多在回盲部，应取右侧卧位。

（2）灌肠过程中密切观察患者的反应，当出现脉速、面色苍白、出冷汗、剧烈腹痛、心悸胸闷时，应立即停止灌肠并报告医生，配合处理。

（3）肛门失禁、急腹症、胃肠道出血和妊娠期妇女禁用。

【评分标准】

中药灌肠技术评分标准

项目	总分	技术操作要求	评分等级			
			A	B	C	D
仪表	2	仪表端庄，服装整洁	2	1	0	0
评估	10	主要临床表现、肛周部位的皮肤情况、对灌肠的耐受程度等	4	3	2	1
		解释操作目的及方法	3	2	1	0
		宣教内容正确	3	2	1	0
操作前准备	5	洗手，戴口罩	2	1	0	0
		备齐并检查用物，按顺序放置	3	2	1	0
安全与舒适	8	环境清洁、光线明亮，屏风遮挡	2	1	0	0
		核对医嘱	3	2	1	0
		患者体位舒适、暴露臀部，铺治疗巾，垫小枕	3	2	1	0

续表

项目	总分	技术操作要求	评分等级			
			A	B	C	D
操作过程	55	核对医嘱、用物	4	3	2	1
		调整输液架高度，测量灌肠液温度	5	4	3	2
		润滑肛管，排气方法正确	5	4	3	2
		插管方法、深度正确，动作轻柔	10	8	6	4
		匀速输入灌肠液，嘱患者放松，深呼吸	7	5	3	2
		观察生命体征，询问患者有无腹胀、腹痛的感觉	10	8	6	4
		拔管不污染床单，清洁肛门	3	2	1	0
		告知相关注意事项	5	4	3	2
		协助患者取舒适体位，整理衣物、床单位	4	3	2	1
		再次核对医嘱	2	1	0	0
操作后	5	整理用物，洗手	3	2	1	0
		记录，签名	2	1	0	0
评价	5	技术熟练，动作轻巧、节力	5	4	3	2
理论提问	10	回答正确、全面	10	8	6	4

第十三节 中药湿热敷技术

中药湿热敷技术在临床上常用于软组织损伤，以及骨折临床愈合后肢体功能障碍者，也适用于疖、痈等急性化脓性感染疾病还未溃破者，以及丹毒、脱疽、急性湿疹、手足癣、烧伤等的护理干预。此技术是将中药煎汤或用其他溶媒浸泡，根据治疗需要选择常温或加热将中药浸泡的敷料敷于患处，从而起到活血化瘀、运行气血、抑制渗出、收敛止痒、消肿止痛、促进皮肤愈合来治疗疾病的一种操作方法。

【操作步骤】

1. 操作准备

治疗盘、遵医嘱准备中药液、换药碗、消毒纱布、塑料薄膜、止血钳、镊子、弯盘、一次性中单、治疗单、温度计（图1－13－1）。

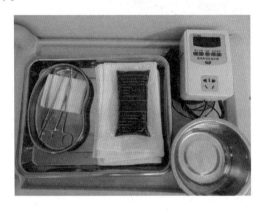

图1－13－1 用物准备

2. 操作评估

（1）主要临床症状、既往史、过敏史；

（2）湿热敷部位的皮肤情况；

（3）对热力的耐受程度；

（4）年龄、体质及心理状况。

3. 操作处理方法

（1）核对医嘱，评估患者，做好解释。

（2）洗手，戴口罩，备齐用物，携至床旁，再次核对医嘱及患者信息。

（3）协助患者取舒适体位，垫一次性中单，暴露热敷部位（图1－13－2）。

（4）将药液倒入换药碗内，测量温度，药液的温度以50～60℃为宜。

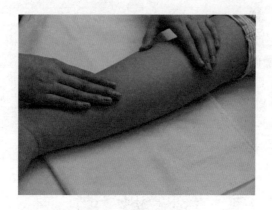

图 1 - 13 - 2 暴露热敷部位

（5）根据局部皮肤情况选择纱布。

（6）将 7 ~ 8 层消毒纱布浸于药液中，用止血钳或镊子夹住纱布的两端拧至不滴水为度，敷于患处（图 1 - 13 - 3）。每 3 ~ 5 分钟予以及时更换，持续时间为 20 ~ 30 分钟，必要时用塑料薄膜包裹，以保持温、湿度。

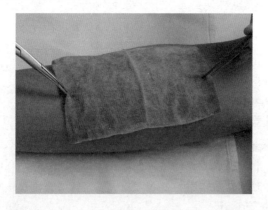

图 1 - 13 - 3 将纱布敷于患处

（7）热湿敷过程中注意与患者沟通，询问患者感受，必要时可停止热湿敷，及时告知医生、及时处理。

（8）热湿敷完毕，擦干皮肤，观察皮肤反应。取下中单，协助患者整理衣着，安排舒适体位，整理床单位。

（9）再次核对医嘱，告知患者注意事项，整理用物，洗手。

（10）做好记录并签名。

4. 辅助用品

手消毒剂、护理推车。

5. 评估工具

《疼痛评估量表》。

【难点及重点】

（1）湿敷垫应与湿敷部位密切贴附，特别是颜面、耳后、肛周、外阴、指趾间等不规则部位。

（2）湿敷面积不可过大，应随季节、室温而定，一般不超过全身面积的1/3，以免过度的体表蒸发造成脱水。

【注意事项】

（1）外伤后患处有伤口，皮肤急性传染病等忌用湿热敷技术。

（2）疮疡脓肿迅速扩散者不宜湿热敷。

（3）治疗过程中观察局部皮肤反应，如出现苍白、红斑、水疱、痒痛或破溃等症状时，立即停止治疗，报告医师，配合处理。

【评分标准】

中药湿热敷技术评分标准

项目	总分	技术操作要求	评分等级			
			A	B	C	D
仪表	2	仪表端庄，服装整洁	2	1	0	0
评估	10	主要临床表现、湿热敷部位的皮肤情况、对温度的耐受程度，有无相关药物过敏等	5	4	3	2
		解释操作目的及方法	3	2	1	0
		宣教内容正确	2	1	0	0

续表

项目	总分	技术操作要求	评分等级			
			A	B	C	D
操作前准备	5	洗手，戴口罩	2	1	0	0
		备齐并检查用物，按顺序放置	3	2	1	0
安全与舒适	9	环境清洁、关闭门窗、屏风遮挡患者	3	2	1	0
		核对医嘱及患者信息	3	2	1	0
		患者体位舒适、安全	3	2	1	0
操作过程	53	核对医嘱、部位、患者信息	4	3	2	1
		协助患者取舒适体位，铺中单，充分暴露患处	5	4	3	2
		配制药液方法正确，纱布选择正确	6	5	4	3
		水温剂使用正确，温度正确	4	3	2	1
		纱布干湿度适宜	6	5	4	3
		湿热敷时间、部位正确	10	8	6	4
		观察局部皮肤、患者感受、目标达到情况	6	5	4	3
		告知相关注意事项	5	4	3	2
		擦干皮肤，协助患者取舒适体位，整理衣物、床单位	4	3	2	1
		再次核对医嘱	3	2	1	0
操作后	6	整理用物，洗手	4	3	2	1
		记录，签名	2	1	0	0
评价	5	技术熟练、动作轻巧、节力	5	4	3	2
理论提问	10	回答正确、全面	10	8	6	4

【参考文献】

[1] 姚巧林,郭梅,雷明东. 中药外用治百病[M]. 北京:人民军医出版社,2008.

[2] 裴红, 常宇. 中药外敷治百病[M]. 北京:科学技术文献出版

社,2010.

　　[3] 刘虹.中医护理学基础[M].北京:中国中医药出版社,2005.

　　[4] 吕中磊.极端热环境下人体热耐受力研究[D].天津:天津大学,2007.

第十四节　中药冷敷技术

　　中药冷敷技术在临床上常用于外伤、骨折、脱位、软组织损伤的初期，衄血，蜇伤，也适用于感染性皮肤病、过敏性皮肤病以及对高热、中暑等的护理干预。此技术是将按一定处方配伍的中药液冷敷于患处使中药透皮吸收后发挥药效，同时，应用低温刺激而达到降温、止痛、止血、消肿，减轻炎性渗出的一种操作方法。

　　【操作步骤】

　　1. 操作准备

　　治疗盘、遵医嘱准备中药液、换药碗、消毒纱布、塑料薄膜、止血钳、镊子、弯盘、一次性中单、治疗单、温度计。

　　2. 操作评估

　　(1) 主要临床症状、既往史、过敏史；

　　(2) 冷敷部位的皮肤情况；

　　(3) 对冷刺激的耐受程度。

　　3. 操作处理方法

　　(1) 核对医嘱，评估患者，做好解释。

　　(2) 洗手，戴口罩，备齐用物，携至床旁。

　　(3) 协助患者取舒适体位，垫一次性中单，暴露操作部位，注意保暖及保护隐私。

　　(4) 将药液倒入换药碗内，测量其温度，以 4~15℃ 为宜。

　　(5) 根据局部皮肤情况选择纱布。

　　(6) 将 7~8 层消毒纱布浸于药液中，用止血钳或镊子夹住一块纱布的两端拧至不滴水为度，敷于患处。3~5 分钟后及时更换，持续 20 ~ 30 分钟，必要时用塑料薄膜包裹，以保持温、湿度。

（7）冷敷过程中注意与患者沟通，询问患者感受，患者诉不适时可停止冷敷，及时告知医生处理。

（8）冷敷完毕，用纱布擦干皮肤，观察皮肤反应。协助患者整理衣着，整理床单位，注意保暖。

（9）再次核对医嘱，告知患者注意事项，整理用物，洗手。

（10）做好记录并签名。

4. 辅助用品

手消毒剂、护理推车、冰敷袋。

5. 评估工具

《疼痛评估量表》。

【难点及重点】

阴寒体质的患者禁忌冷敷，但临床护士对于患者体质辨识有难度，现将阴寒体质临床表现概括如下，护士参考后与主管医生共同判断加以鉴别。

（1）神——精神萎靡，目光无神，面带倦容。

（2）色——面色晦暗、暗黄、萎黄或黄白，隐隐无光泽。

（3）形——形体偏胖，肌肉偏松，或有浮肿。

（4）态——喜静厌动，容易疲倦，欲寐。

（5）平素表现——畏寒喜温，四肢发凉，腰凉肢冷，大便稀溏，小便清长。

【注意事项】

（1）阴寒证患者，伴有循环障碍患者，急性炎症后期、慢性炎症或深部化脓病灶患者，系统性红斑狼疮、冷过敏及断肢再植后患者不宜进行中药冷敷。

（2）单次冷敷时间不宜过长，每次以 20 ~ 30 分钟为度，避免局部组织冷刺激过量。

（3）操作过程中及操作后注意观察皮肤变化，特别是患处靠近关节、皮下脂肪少的患者，注意观察末梢血液循环情况，了解患者局部感受。

（4）冷敷完毕后，注意保持局部干燥，注意保暖。

【评分标准】

中药冷敷技术评分标准

项目	总分	技术操作要求	评分等级			
			A	B	C	D
仪表	2	仪表端庄，服装整洁	2	1	0	0
评估	10	主要临床表现、冷敷部位的皮肤情况、对温度的耐受程度，有无相关药物过敏等	3	2	1	0
		解释操作目的及方法	4	3	2	1
		宣教内容正确	3	2	1	0
操作前准备	5	洗手，戴口罩	2	1	0	0
		备齐并检查用物，按顺序放置	3	2	1	0
安全与舒适	8	环境清洁、光线明亮	2	1	0	0
		核对医嘱	3	2	1	0
		患者体位舒适、安全	3	2	1	0
操作过程	55	核对医嘱、部位、患者信息	4	3	2	1
		协助患者取舒适体位，铺中单，充分暴露患处	5	4	3	2
		配制药液方法正确，纱布选择正确	5	4	3	2
		水温剂使用正确，温度适宜	10	8	6	4
		纱布干湿度适宜	5	4	3	2
		冷敷时间、部位正确	10	8	6	4
		观察局部皮肤、患者感受、目标达到情况	5	4	3	2
		告知相关注意事项	5	4	3	2
		擦干皮肤，协助患者取舒适体位，整理衣物、床单位	4	3	2	1
		再次核对医嘱	2	1	0	0

续表

项目	总分	技术操作要求	评分等级			
			A	B	C	D
操作后	5	整理用物，洗手	3	2	1	0
		记录，签名	2	1	0	0
评价	5	技术熟练，患者满意	5	4	3	2
理论提问	10	回答正确、全面	10	8	6	4

第十五节 中药涂药技术

中药涂药技术在临床上常用于各种皮肤病、烧烫伤、疔、痈、静脉炎等引起的红、肿、热、痛、瘙痒等症状的护理干预。此技术是将中药制成水剂、酊剂、油剂、膏剂等剂型，涂抹于患处，通过药物的渗透作用，达到祛风除湿、解毒消肿、止痒镇痛的一种操作方法。

【操作步骤】

1. 操作准备

治疗盘、治疗碗、弯盘、棉签、纱布、镊子、生理盐水棉球、干棉球，必要时准备胶布、绷带或治疗巾等（图 1 - 15 - 1）。

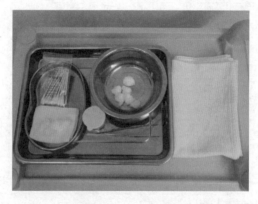

图 1 - 15 - 1 用物准备

2. 操作评估

（1）主要症状、既往史、是否妊娠；

（2）涂药部位的皮肤情况；

（3）对疼痛的耐受程度；

（4）有无对药物过敏等情况；

（5）年龄、体质及心理状况。

3. 操作处理方法

（1）核对医嘱，评估患者，做好解释。

（2）洗手，备齐用物，携至床旁。

（3）根据涂药部位，取合理体位，暴露涂药部位，必要时屏风遮挡。

（4）患处垫治疗巾，放置弯盘。

（5）若原有敷料，应先去除，再使用生理盐水棉球清洁局部皮肤，观察皮肤情况。将中药制剂均匀涂抹于患处，范围以超出患处 1~2cm 为宜，观察皮肤的反应，操作过程中注意询问患者有无不适。

（6）必要时用纱布覆盖（图 1-15-2），胶布（或绷带）固定。

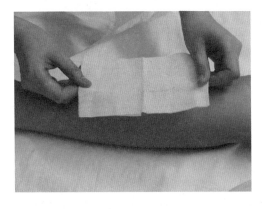

图 1-15-2 用纱布覆盖患处

（7）涂药完毕，安排舒适体位，整理衣物、床单位。

（8）操作完毕，再次核对医嘱，告知患者注意事项。

（9）做好相关护理记录。

4. 辅助用品

中单、屏风、大毛巾、护理推车、手消毒剂。

5. 评估工具

《疼痛评估量表》。

【难点及重点】

1. 不同中药剂型的涂药方法

（1）混悬液先摇匀后再用棉签涂抹。

（2）水、酊剂类药物用镊子夹棉球蘸取药物涂擦，干湿度适宜，以不滴水为度，涂药均匀。

（3）膏状类药物用棉签或涂药板取药涂擦，涂药厚薄均匀，以2~3mm为宜，不宜过多、过厚，以免堵塞毛孔。

（4）霜剂应用手掌或手指反复擦抹，使之渗入肌肤。

2. 不同症状及部位的涂药方法

（1）对初起有脓头或成脓阶段的肿疡，患处与辅料间可留空隙。

（2）乳痈涂药时，在敷料上剪一缺口，使乳头露出，利于乳汁的排空。

（3）颜面部不能涂抹刺激性较强、深色的药物；婴幼儿忌用。

【注意事项】

（1）局部皮肤感染、破溃、过敏，婴幼儿颜面部，妊娠患者禁用。

（2）涂药前需清洁局部皮肤。

（3）涂药不宜过厚以防毛孔闭塞。

（4）涂药后，观察局部及全身的情况，如出现丘疹、瘙痒、水疱或局部肿胀等过敏现象，停止用药并报告医生，配合处理。

【评分标准】

中药涂药技术评分标准

项目	总分	技术操作要求	评分等级			
			A	B	C	D
仪表	2	仪表端庄，服装整洁	2	1	0	0
评估	10	主要临床表现、过敏史及局部的皮肤情况、对疼痛的耐受程度、是否妊娠等	4	3	2	1
		解释操作目的及方法	3	2	1	0
		宣教内容正确	3	2	1	0
操作前准备	5	洗手，戴口罩	2	1	0	0
		备齐并检查用物，按顺序放置	3	2	1	0
安全与舒适	8	环境清洁，光线明亮	2	1	0	0
		核对医嘱	3	2	1	0
		患者体位舒适、安全	3	2	1	0
操作过程	55	核对医嘱	3	2	1	0
		充分暴露患处，注意保暖、保护隐私	5	4	3	2
		铺一次性中单，放置弯盘	3	2	1	0
		去除原敷料方法正确	5	4	3	2
		清洁患处皮肤	5	4	3	2
		观察患处皮肤	5	4	3	2
		将药液摇匀	5	4	3	2
		涂药正确，薄厚均匀	5	4	3	2
		观察涂药后局部皮肤情况	5	4	3	2
		包扎松紧适宜、美观	5	4	3	2
		告知相关注意事项	5	4	3	2
		协助患者衣着（整理衣着、床单位），取舒适体位，给予指导	2	1	0	0
		再次核对医嘱	2	1	0	0

续表

项目	总分	技术操作要求	评分等级			
			A	B	C	D
操作后	5	整理用物，洗手	3	2	1	0
		记录，签名	2	1	0	0
评价	5	技术熟练，动作轻巧、节力	5	4	3	2
理论提问	10	回答正确、全面	10	8	6	4

【参考文献】

［1］张翠娣.临床常用中西医护理技术操作教程［M］.北京:清华大学出版社,2012.

［2］郭淑明,贾爱芹.临床护理操作培训手册［M］.北京:人民军医出版社,2013.

［3］张雅丽,何文忠.临床护士实践指导手册［M］.北京:军事医学科学出版社,2014.

第十六节　中药泡洗技术

中药泡洗技术在临床上常用于消除疲劳、改善睡眠；缓解关节疼痛、肿胀、寒凉、屈伸不利等症状的护理干预，并起到协同治疗的目的。此技术是将足部浸泡在中药药液中，利用药物透过皮肤、孔窍、腧穴等部位的直接吸收，进入经脉血络，输布全身而达到促进气血运行、畅通经络作用的一种操作方法。

【操作步骤】

1. 操作准备

药液、足浴桶、一次性足浴袋、水温计、治疗单、一次性治疗巾、一次性手套、盆、毛巾（自备）（图1-16-1）。

2. 操作评估

（1）主要症状、既往史及过敏史、是否妊娠；

（2）评估患者对温度的感知觉；

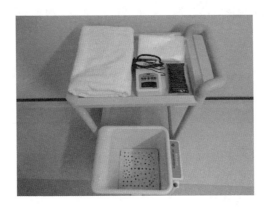

图 1 - 16 - 1 用物准备

（3）泡洗部位皮肤情况。

3. 操作处理方法

（1）核对医嘱，评估患者，做好解释。

（2）洗手，备齐并检查用物。

（3）将药浴桶内注入三分之二的清水，温度设置为38~41℃。

（4）将一次性药浴袋套于足浴桶内，注入药液，并适当加入温水，测量药液温度（以38~41℃为宜）（图 1 - 16 - 2）。

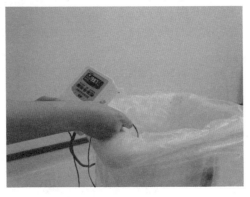

图 1 - 16 - 2 测量药液温度

（5）再次核对医嘱，协助患者进行泡洗，根据需要予治疗巾保暖。

（6）泡洗过程中，观察患者局部及全身的情况，如出现红疹、瘙痒、心悸、汗多、头晕目眩等症状，应立即停止，协助患者卧床休息并立即通知医生。

（7）泡洗完毕，清洁局部皮肤，协助整理衣着，安置舒适卧位。

（8）操作完毕，再次核对医嘱，告知患者注意事项。

（9）整理用物，洗手，做好相关护理记录。

4. 辅助用品

手消毒剂、护理推车、足浴凳、屏风。

5. 评估工具

《疼痛评估量表》。

【难点及重点】

治疗或缓解不同的疾病症状时，其症状、证型、体质不同，泡洗的部位、温度及方药也有所区别。冬季水温宜偏高，夏季水温宜偏低。糖尿病者、老人和儿童水温不宜过高；风寒感冒、关节炎及素体畏寒怕冷的患者水温宜偏高，但要避免烫伤。

【注意事项】

（1）冬季注意保暖。

（2）空腹及餐后 30 分钟内不宜进行中药泡洗；泡洗前应排空大、小便。

（3）操作环境宜温暖，关闭门窗，注意为患者保暖及保护隐私。泡洗的时间不宜过长，一般为 20～30 分钟。避免沾湿患者的衣裤、被单；并加强病情观察，注意患者神志、面色、汗出等情况，发现异常应立即停止并报告医生处理。

（4）泡洗后再次评估患者泡洗部位皮肤情况，注意有无过敏、破溃等。中药泡洗后饮 200ml 温开水。休息 30 分钟方可外出，防止外感。

（5）心、脑血管疾病急性期患者、出血性疾病（包括急性外伤出血）患者、传染性皮肤病患者、急性感染性疾病患者、糖尿病患者、孕妇及儿童慎用。

（6）所有物品需清洁、消毒，避免交叉感染。

【评分标准】

中药泡洗技术评分标准

项目	总分	技术操作要求	评分等级			
			A	B	C	D
仪表	2	仪表端庄，服装整洁	2	1	0	0
评估	10	主要症状、既往史及过敏史、体质及心理状况、患者对温度的感知觉及泡洗部位皮肤情况、女性患者是否处于妊娠期	4	3	2	1
		解释操作目的及方法	3	2	1	0
		宣教内容正确	3	2	1	0
操作前准备	5	洗手，戴口罩	2	1	0	0
		备齐并检查用物，按顺序放置	3	2	1	0
安全与舒适	8	环境温暖舒适，注意为患者保暖及保护隐私	2	1	0	0
		核对医嘱	3	2	1	0
		患者体位舒适、安全	3	2	1	0
操作过程	55	药浴桶内注入三分之二的清水，温度设置为 38~48℃	10	8	6	4
		将一次性药浴袋套于足浴桶内	4	3	2	1
		将药液注入药浴袋中，加入温水	5	4	3	2
		测量调整药液温度（以 38~48℃ 为宜）	4	3	2	1
		再次核对医嘱，协助患者进行泡洗	10	8	6	4
		观察患者神志、面色、汗出等情况	5	4	3	2

续表

项目	总分	技术操作要求	评分等级			
			A	B	C	D
		泡洗完毕，清洁局部皮肤，协助整理衣着，安置舒适卧位	10	8	6	4
		告知相关注意事项	5	4	3	2
		再次核对医嘱	2	1	0	0
操作后	5	整理用物，洗手	3	2	1	0
		记录，签名	2	1	0	0
评价	5	技术熟练，动作轻巧、节力	5	4	3	2
理论提问	10	回答正确、全面	10	8	6	4

【参考文献】

刘健.风湿病中医临床保健［M］.合肥:安徽科学技术出版社,2013.

第十七节　耳穴贴压技术

耳穴贴压技术在临床上常用于失眠、疼痛、便秘、恶心、呕吐等症状的护理干预，并起到协同治疗的目的。此技术是采用王不留行籽、莱菔籽等丸状物刺激耳廓上的穴位或反应点，通过经络传导，调整脏腑气血功能，促进机体的阴阳平衡，达到防治疾病、改善症状的一种操作方法。

【操作步骤】

1. 操作准备

治疗盘、王不留行籽或莱菔籽等丸状物（或耳豆板）、胶布、75%乙醇、棉签、探棒、止血钳或镊子、弯盘、污物碗（图1-17-1）。

2. 操作评估

（1）主要症状、既往史、是否妊娠；

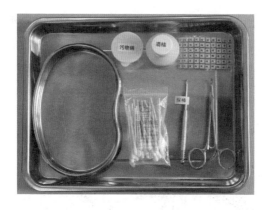

图 1 - 17 - 1　用物准备

（2）对疼痛的耐受程度；

（3）有无对胶布、药物等过敏情况；

（4）耳部皮肤情况。

3. 操作处理方法

（1）核对医嘱，评估患者，做好解释。

（2）备齐用物，携至床旁。

（3）协助患者取合理、舒适体位。

（4）遵照医嘱，探查耳穴敏感点，确定贴压部位（图 1 - 17 - 2）。

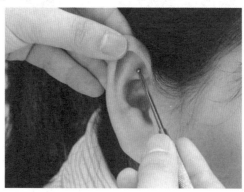

图 1 - 17 - 2　确定贴压部位

（5）用75%乙醇自上而下、由内到外、从前到后消毒耳部皮肤（图1-17-3）。

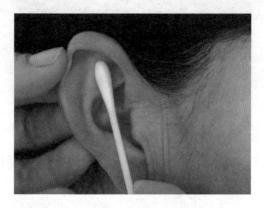

图1-17-3 消毒耳部皮肤

（6）选用质硬而光滑的王不留行籽或莱菔籽等丸状物黏附在0.7cm×0.7cm大小的胶布中央，用止血钳或镊子夹住，贴敷于选好耳穴的部位上（图1-17-4）。

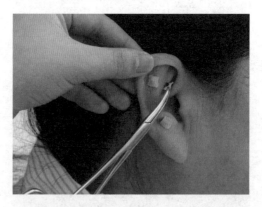

图1-17-4

（7）贴压部位给予适当按压（揉）。观察患者局部皮肤，询问有无不适感。

（8）操作完毕，再次核对医嘱，告知患者注意事项。

（9）安排舒适体位，整理床单位。

（10）整理用物，做好相关护理记录。

4. 辅助用品

耳穴模型、手消毒剂、护理推车。

5. 评估工具

《疼痛评估量表》。

【难点及重点】

1. 治疗或缓解不同的疾病症状时，其证型、体质不同，耳穴贴压的按（揉）手法也应有所区别。

（1）对压法：用示指和拇指的指腹置于患者耳廓的正面和背面，相对按压，至出现热、麻、胀、痛等感觉，示指和拇指可边压边左右移动或做圆形移动，一旦找到敏感点，则持续对压20~30秒。本法属泻法，适用于实证、热证及年轻体壮者，对内脏痉挛性疼痛、躯体疼痛有较好的镇痛作用。

（2）直压法：用指尖垂直按压耳穴，至患者产生胀痛感，持续按压20~30秒，间隔少许，重复按压，每穴按压4~6次。此法仍属泻法，适应证与对压法相同。

（3）点压法：用指尖一压一松地按压耳穴，每次间隔0.5秒。本法以患者感到胀而略沉重刺痛为宜，用力不宜过重。一般每次每穴可按压27下，具体可视病情而定。本法属补法，适用于各种虚证、久病体弱、年老体衰及耳穴敏感者。

（4）轻柔按摩法：用指腹将压贴的药丸压实贴紧，然后按顺时针方向轻轻按压并旋转，以患者出现酸胀、胀痛或轻微刺痛为度。一般每穴按摩27转。此法若用力轻微属补法，具有补虚的作用，适用于久病体衰、年老体弱及疼痛敏感者；若用力适中，属平补平泻法，是最常用的一种手法。

2. 部分患者对疼痛不耐受，直接影响本技术的实施。因此护士在实施操作时应注意：①观察患者感受，调整耳豆贴压位置；②贴压部位的胶布应保持平整，防止过度压迫。

【注意事项】

（1）耳廓局部有炎症、冻疮或表面皮肤有溃破者不宜进行耳穴贴压。

（2）有习惯性流产史的孕妇不宜进行耳穴贴压。

（3）严重贫血、过度疲劳、精神高度紧张者慎用或暂不用耳穴贴压。

（4）观察患者贴压部位情况：①严密消毒，预防皮肤感染；②留置期间应防止胶布脱落或污染；③对普通胶布过敏者改用脱敏胶布；④患者侧卧位耳部感觉不适时，护士可将胶布放松一下或移动位置即可。

（5）耳穴贴压每次选择一侧耳穴，双侧耳穴轮流使用。每次可留置 3~7 天。

【评分标准】

耳穴贴压技术评分标准

项目	总分	技术操作要求	评分等级			
			A	B	C	D
仪表	2	仪表端庄，服装整洁	2	1	0	0
评估	10	主要临床表现、取穴部位的皮肤情况、对疼痛的耐受程度等	4	3	2	1
		解释操作目的及方法	3	2	1	0
		宣教内容正确	3	2	1	0
操作前准备	5	洗手，戴口罩	2	1	0	0
		备齐并检查用物，按顺序放置	3	2	1	0
安全与舒适	8	环境清洁、光线明亮	2	1	0	0
		核对医嘱	3	2	1	0
		患者体位舒适、安全	3	2	1	0
操作过程	55	核对医嘱、穴位	4	3	2	1
		手持探棒在选区内找敏感点	5	4	3	2
		耳部皮肤消毒方法正确	5	4	3	2

续表

项目	总分	技术操作要求	评分等级			
			A	B	C	D
		埋豆方法正确	10	8	6	4
		按压用力适度	5	4	3	2
		穴位准确	10	8	6	4
		观察局部皮肤，询问患者有无热、麻、胀、痛等感觉	5	4	3	2
		告知相关注意事项	5	4	3	2
		协助患者取舒适体位，整理床单位	4	3	2	1
		再次核对医嘱	2	1	0	0
操作后	5	整理用物，洗手	3	2	1	0
		记录，签名	2	1	0	0
评价	5	技术熟练，动作轻巧、节力	5	4	3	2
理论提问	10	回答正确、全面	10	8	6	4

【参考文献】

［1］程爵棠.耳穴疗法治百病［M］.北京：人民军医出版社,2010.

［2］植兰英,蒙桂清.耳穴疗法［M］.南宁：广西科学技术出版社,1990.

［3］李志明.耳穴诊治法［M］.北京：中医古籍出版社,2005.

［4］陈抗美,高晓兰.耳穴治百病［M］.北京：人民军医出版社,1993.

［5］黄建军.耳针法入门［M］.北京：人民卫生出版社,2008.

第十八节　中药离子导入技术

中药离子导入技术在临床上常用于慢性阻塞性肺疾病、肺间质纤维化等呼吸系统疾病及关节痛、颈肩痛、腰背痛、肩周炎、盆腔炎等疼痛症状的护理干预，并起到协同治疗的目的。此技术是利用电流将药物离子通过皮肤或穴位导入人体，起到活血化瘀、软坚散结、抗炎镇痛等作用，达到防治疾病、改善症状的一种操作方法。

【操作步骤】

1. 操作准备

中药汤剂、离子导入治疗仪、治疗碗、棉衬套（垫片）2个、绷带或松紧搭扣 1～2 个、沙袋、隔水布、小毛巾、水温计（图 1 – 18 – 1）。

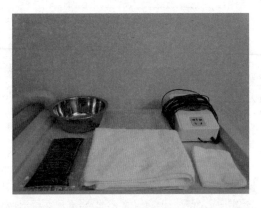

图 1 – 18 – 1　用物准备

2. 操作评估

（1）临床症状、既往史、过敏史及是否妊娠；

（2）局部皮肤的感知觉；

（3）局部皮肤情况，有破溃及炎性渗出处应避开。

3. 操作处理方法

（1）核对医嘱，评估患者，做好解释，调节室温。嘱患者排空二便。

（2）备齐用物，携至床旁。

（3）协助患者取舒适体位，暴露治疗部位，注意保暖及保护隐私（图1 – 18 – 2）。

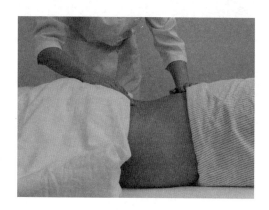

图1 – 18 – 2　暴露治疗部位

（4）打开电源开关，连接电极输出线，将2块棉衬套（垫片）浸入38～42℃的中药液后取出，拧至不滴水为宜，将正负电极板（黑面朝下）放入衬套内，平置于治疗部位，正负电极板相距2cm以上（图1 – 18 – 3），外用隔水布覆盖，绷带或松紧搭扣固定，必要时使用沙袋（图1 – 18 – 4），启动输出，调节电流强度，至患者耐受为宜。

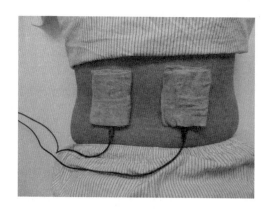

图1 – 18 – 3

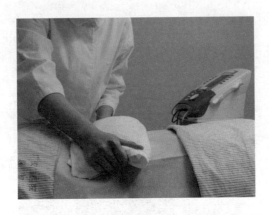

图 1 - 18 - 4

（5）治疗中询问患者感受，调节电流强度。如患者主诉疼痛，立即停止治疗。

（6）治疗结束，取下电极板，擦干局部皮肤，观察皮肤情况。

（7）操作完毕，再次核对医嘱，安排舒适体位，整理衣物、床单位。

（8）整理用物，洗手，做好相关护理记录。

4. 辅助用品

听诊器、微波炉、手消毒剂、护理推车。

5. 评估工具

《疼痛评分表》。

【难点及重点】

1. 治疗不同的疾病症状时，其正负电极板放置的部位也应有所区别。主要部位如下：

（1）颈椎病者可将正负极分别放置在第二至第七颈椎之间脊柱两旁，也可将负极置于肩背部，距正极约 2 ~ 4cm。

（2）腰痛者可将正负极分别放置在腰部第四腰椎至骶骨之间脊柱两旁，也可将负极置于腰臀部附近部位，不可放在腿上或同时放在脊柱上。

（3）膝关节痛者采取对置法，以膝关节为中心，将正负极分别置于关节的左右两侧或前后，每天交换，不但前后左右交换，还应将正负极交换，以减轻对皮肤的损害。不可将正负极同时放在膝关节下的胫前。

（4）盆腔炎者将电极板放在下腹部，正极放在关元穴，负极放在中极穴上。

（5）喘证及肺痿患者电极板放在双肺湿啰音最明显处或肺俞穴上。

2. 部分患者对温度觉不够敏感，尤其是老年患者，容易发生烫伤，直接影响本技术的实施。因此护士在实施操作时应注意：

（1）操作时不断询问患者的感受，调整输出电流的强度。

（2）治疗过程中要经常巡视患者，观察患者的反应和机器运行情况。

（3）嘱患者若局部有烧灼或针刺感不能耐受时，立即通知护士。

【注意事项】

（1）高热、湿疹、妊娠、有出血倾向患者；治疗部位有金属异物者；戴有心脏起搏器者；恶性肿瘤患者等均不宜使用此治疗方法。

（2）同一输出线的两个电极不可分别放置于两侧肢体。

（3）注意操作顺序，防止电击患者。当输出电流调节至 50mA 患者仍无感觉时，应停止输出，取下电极板，检查机器、输出线、衬套等（参考 BA2008 - III 型电脑中频治疗仪说明书）。

（4）治疗时注意遮挡以保护隐私，注意保暖。

（5）治疗过程中要注意观察患者的反应和机器运行情况，治疗时间为 20 ~ 30 分钟。

（6）若治疗部位皮肤出现红疹等，应通知医生，并配合处置。

【评分标准】

中药离子导入技术评分标准

项目	总分	技术操作要求	评分等级			
			A	B	C	D
仪表	2	仪表端庄，服装整洁	2	1	0	0
评估	10	临床症状、既往史、过敏史及是否妊娠、皮肤的感知觉，有无破溃及炎性渗出	4	3	2	1
		解释操作目的及方法，嘱患者排空二便	3	2	1	0
		宣教内容正确	3	2	1	0
操作前准备	5	洗手，戴口罩	2	1	0	0
		备齐并检查用物，按顺序放置	3	2	1	0
安全与舒适	8	环境清洁、温度适宜，光线明亮	2	1	0	0
		核对医嘱	3	2	1	0
		患者体位舒适、安全	3	2	1	0
操作过程	55	核对医嘱及治疗部位	4	3	2	1
		连接电源及电极输出线，将棉衬套浸入 $38 \sim 42{}^\circ\text{C}$ 的中药液，取出棉衬套拧至不滴水，将正负电极板（黑面朝下）放入衬套内，平置于治疗部位，隔水布覆盖，绷带或松紧搭扣固定，启动输出，调节电流强度，至患者耐受为宜	5	4	3	2
		治疗部位选择正确	5	4	3	2
		操作顺序正确	10	8	6	4
		电极板放置方法正确	5	4	3	2
		电流强度调节正确	10	8	6	4
		观察机器运行情况，询问患者的感受，调整输出电流的强度	5	4	3	2

续表

项目	总分	技术操作要求	评分等级			
			A	B	C	D
		告知相关注意事项	5	4	3	2
		治疗结束，取下电极板，擦干皮肤，关闭电源，协助患者取舒适体位，整理衣物、床单位	4	3	2	1
		再次核对医嘱	2	1	0	0
操作后	5	整理用物，洗手	3	2	1	0
		记录，签名	2	1	0	0
评价	5	技术熟练，动作轻巧、节力	5	4	3	2
理论提问	10	回答正确、全面	10	8	6	4

【参考文献】

[1] 李树祝,李冉,白岚.中药离子导入技术应用进展[J].中国疗养医学,2012,21(11):996-998.

[2] 熊雪云,宋丰琪.直流电中药离子导入配合红外线治疗颈肩腰腿痛证的临床观察[J].中医临床研究,2012,4(7):93-94.

[3] 华东平,杨朴强.中药经皮离子导入治疗慢性阻塞性肺疾病急性加重期疗效观察[J].现代中西医结合杂志,2011,31(16):1992-1993.

[4] 林小峰,梁金池.中药离子导入临床应用概况[J].青岛医药卫生,2009,41(1):40-42.

第十九节 中药火疗技术

中药火疗技术在临床上常用于气滞血瘀、风寒湿痹、寒凝血滞所引起疼痛的护理干预。此技术是利用酒精燃烧的热力，使中药透过皮肤刺激体表穴位和病位，通过疏通经络，扶正祛邪，缓解不适症状的一种中医操作方法。

【操作步骤】

1. 操作准备

治疗盘、治疗碗、水盆、温开水、纸巾、中药、95% 乙醇、50ml 注射器、点火器、塑料膜、毛巾或纱布垫、保暖垫、防火圈（图 1 - 19 - 1）。

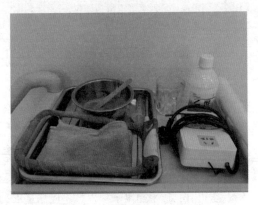

图 1 - 19 - 1　用物准备

2. 操作评估

（1）病室的环境、温度（≥25℃）；

（2）主要症状、既往史、过敏史、凝血功能、是否妊娠、经期；

（3）感知觉有无障碍及对热的耐受程度；

（4）局部皮肤情况。

3. 操作处理方法

（1）核对医嘱，评估患者及环境（室温高于 25℃），做好解释，调节室温。

（2）备齐用物，携至床旁。

（3）药物（药垫）准备：遵医嘱将中药粉末调至糊状，均匀涂抹在防火圈内，厚度以 5～7mm 为宜（图 1 - 19 - 2）。

（4）协助患者取舒适体位，暴露治疗部位，保护隐私，注意保暖。

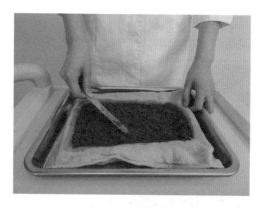

图 1 - 19 - 2　药物（药垫）准备

（5）清洁局部皮肤，将药物（或药垫）（以 39～41℃为宜）覆盖于治疗部位上，测温仪探头放置于中药药饼与皮肤之间，外敷保鲜膜（图 1 - 19 - 3）。

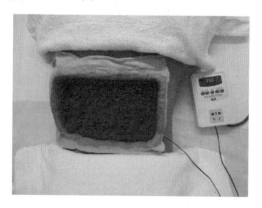

图 1 - 19 - 3　放置药物（药垫）

（6）纱布垫（或毛巾）覆盖药垫，标记酒精喷洒范围（图 1 - 19 - 4）。

（7）用注射器抽取 95% 乙醇 20～30ml（首次大剂量），S 型均匀喷洒在标记范围内。

（8）用点火器从边缘处点燃酒精，燃烧过程中询问患者对温度的感受并观察皮肤测温仪的温度（温度控制在安全范围内），温度达到患者耐受程度时，用保暖垫（湿毛巾）覆盖燃烧处（必要时加盖大毛巾保暖）。

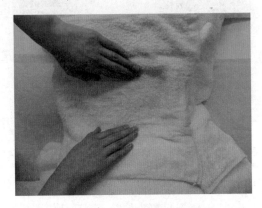

图 1 - 19 - 4　标记酒精喷洒范围

（9）待温度逐渐降低时可再次点火加温，如此往复，持续 20 ~ 30 分钟。

（10）操作后清洁并观察皮肤。

（11）协助患者穿衣，取舒适体位，注意保暖，整理床单位，卧床休息 5 ~ 10 分钟，协助患者适量饮水。

（12）再次核对医嘱，整理用物。洗手，记录。

4. 辅助用品

手消毒剂、护理推车、一次性中单、屏风、皮肤测温仪。

5. 评估工具

《疼痛评估量表》。

【难点及重点】

（1）灭火温度以询问患者感受为主，告知患者灭火后温度还会继续上升，不要感觉烫了再告知护士。

（2）部分患者对疼痛及温度不敏感，直接影响本技术的安全性。因此护士在实施操作时应注意：①询问患者感受，倾听患者主诉；②密切观察测温仪的温度，将温度控制在安全范围内（即使患者未要求灭火，护士也应根据实际温度灭火）。

【注意事项】

（1）阴虚阳亢、实热证患者禁用。

（2）严重的心、脑、肝、肾疾病等危及生命的原发性疾病患者；患精神疾病、认知障碍等神志性疾病，不能配合治疗者；局部皮肤有创伤、溃疡、感染、较严重的皮肤病者不宜使用火疗。

（3）糖尿病、血液病、传染性疾病、凝血机制障碍、感知觉障碍患者慎用。

（4）操作时毛巾必须折叠平整，药物薄厚均匀，驱尽保鲜膜内空气，使热均匀传导。

（5）喷洒酒精力度适中，勿喷洒于点火范围之外。

（6）全程监控温度，使温度控制在安全范围（最高温度不能高于50℃）之内，如果患者感觉温度过高，可将药饼抬起降温。

（7）温度应以患者能忍受为度，对皮肤感觉迟钝的患者尤需注意。

（8）保护患者衣物，避免药物浸湿；保护患者隐私。

（9）火疗结束后可适量饮温开水。

（10）局部皮肤微红为正常现象，如有疼痛、瘙痒、水疱等症状应及时通知医护人员，对症处理。

【评分标准】

中药火疗技术评分标准

项目	总分	技术操作要求	评分等级			
			A	B	C	D
仪表	2	仪表端庄，服装整洁	2	1	0	0
评估	10	主要临床症状、既往史、过敏史、配合程度、治疗部位的皮肤情况、对热的耐受程度等	4	3	2	1
		解释操作目的、方法及配合方法	3	2	1	0
		宣教内容正确	3	2	1	0
操作前准备	5	洗手、戴口罩	2	1	0	0
		备齐并检查用物，按顺序放置	3	2	1	0

项目	总分	技术操作要求	评分等级			
			A	B	C	D
安全与舒适	8	环境清洁、光线明亮、温度适宜（≥25℃）	2	1	0	0
		核对医嘱	3	2	1	0
		患者体位舒适、安全，充分暴露治疗部位，注意保暖，保护患者隐私	3	2	1	0
操作过程	55	核对医嘱、用药、治疗部位	4	3	2	1
		药饼制作正确，敷药前测温（以39~41℃为宜）	5	4	3	2
		敷药方法正确，放置测温仪探头位置正确，使药物与皮肤紧密贴合，驱尽塑料膜与中药间的空气	5	4	3	2
		覆盖毛巾方法正确、无皱褶，标记点火范围	10	8	6	4
		S型均匀喷洒酒精，勿喷洒于点火范围之外	5	4	3	2
		点火方法正确、安全	10	8	6	4
		操作过程中询问患者感受，全程观察测温仪温度	5	4	3	2
		清洁并观察治疗部位皮肤，告知相关注意事项	5	4	3	2
		协助患者取舒适体位，注意保暖，整理衣物、床单位	4	3	2	1
		再次核对医嘱	2	1	0	0
操作后	5	整理用物，洗手	3	2	1	0
		记录，签名	2	1	0	0
评价	5	技术熟练，动作轻巧、节力、安全	5	4	3	2
理论提问	10	回答正确、全面	10	8	6	4

【参考文献】

[1]苏爱丽.中医火疗对痛经治疗的临床分析[J].中医中药,2013,10(22):383.

[2]田秋雪,牟开今.循经火疗配合中药外敷治疗带状疱疹后遗神经痛60例[J].中医药临床杂志,2009,21(3):235.

第二十节　中药蜡疗技术

蜡疗技术在临床上常用于关节肌肉疼痛、肿胀、晨僵、麻木、功能受限等症状的护理干预,并起到协同治疗的目的。此技术是采用医用石蜡、中药药泥热敷于病变关节肌肉皮肤,通过经络传导,调整肢体经络气血功能,促进机体的阴阳平衡,达到防治疾病、改善症状的一种操作方法。

【操作步骤】

1. 操作准备

治疗盘、中药药泥、医用液体石蜡、一次性中单、刮药板、纱布、保鲜膜(图1-20-1)。

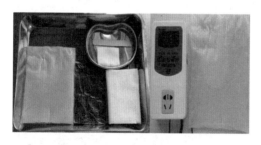

图1-20-1　用物准备

2. 操作评估

(1)主要症状、既往史、过敏史、是否妊娠;

(2)对温度的耐受程度;

(3)病变关节肌肉局部皮肤情况。

3. 操作处理方法

（1）核对医嘱，评估患者，做好解释，关闭门窗。

（2）备齐用物，携用物至床旁。

（3）协助患者取合理、舒适体位，注意保暖。

（4）遵照医嘱，确定治疗部位后垫好一次性中单，暴露热敷部位（图1－20－2）。

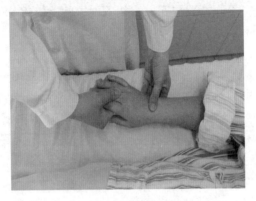

图1－20－2　暴露热敷部位

（5）将温度适宜的中药药泥外敷于皮肤表面（图1－20－3）。

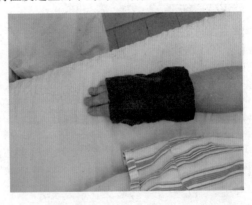

图1－20－3　敷药泥

（6）根据患者的病情及耐受程度将液体石蜡热敷于中药药泥表面（图1－20－4）。

（7）根据所需给予保鲜膜固定（图1-20-5）。密切观察患者，询问有无不适，发生异常情况对症处理。

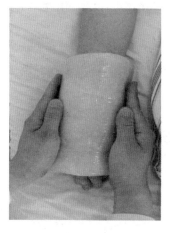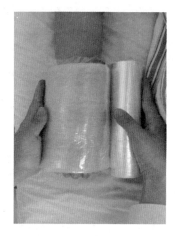

图1-20-4　　　　　　　　　　图1-20-5

（8）操作完毕，清理局部中药药泥并观察皮肤情况。协助患者取舒适体位，整理衣物、床单位。

（9）再次核对医嘱，告知患者注意事项。

（10）整理用物，洗手，做好相关记录。

4. 辅助用品

手消毒剂、护理推车。

【难点及重点】

1. 治疗或缓解不同的疾病症状时，其证型、体质不同，所选药物种类、石蜡温度也应有所区别。

（1）寒湿痹阻型

所选用药物应以偏于温经散寒、通络止痛为主，石蜡温度应维持在40~45℃（温热敷）。

（2）湿热痹阻型

所选用药物应以偏于清热祛湿、通络止痛为主，石蜡温度应维持在36~40℃之间（常温敷）。

2. 部分患者对药物及石蜡温度是否耐受，直接影响本技术的实施，因此护士在实施操作时应注意：

（1）询问患者感受，在进行中药蜡疗时如存在皮肤瘙痒等不适，则适当调整中药药泥与皮肤接触的紧密程度，并继续观察；如持续不缓解，则暂停治疗。

（2）询问患者感受，在进行中药蜡疗时如存在皮肤灼热等不适，则适当降低石蜡温度，并继续观察；如持续不缓解，则暂停治疗。

【注意事项】

（1）高热患者、过敏反应、恶性肿瘤患者不宜进行。

（2）急性化脓性炎症、感染性皮肤病、有出血倾向、心肾功能衰竭、肺结核等患者不宜进行。

（3）中药药泥宜现配现用。

（4）治疗时，液体石蜡温度不宜过高，避免烫伤。

（5）热敷部位潮红、有温热感属正常现象，如有灼痛感，立即停止治疗；若皮肤出现红斑、水疱、瘙痒或破溃等症状则不宜使用中药蜡疗。

（6）治疗期间注意保暖。密切观察患者有无不良反应，及时对症处理。

（7）治疗时间以 20 分钟为宜，对年老体弱者可适当缩短时间。

（8）治疗后残留在皮肤上的中药，2~4 小时后可用温水清洗。

【评分标准】

中药蜡疗技术评分标准

项目	总分	技术操作要求	评分等级			
			A	B	C	D
仪表	2	仪表端庄，服装整洁	2	1	0	0
评估	10	主要临床表现、过敏史、病变关节局部的皮肤情况、对温度的耐受程度等	4	3	2	1
		解释操作目的及方法	3	2	1	0
		宣教内容正确	3	2	1	0

项目	总分	技术操作要求	评分等级			
			A	B	C	D
操作前准备	5	洗手，戴口罩	2	1	0	0
		备齐并检查用物，按顺序放置	3	2	1	0
安全与舒适	8	环境清洁、光线明亮	2	1	0	0
		核对医嘱	3	2	1	0
		患者体位舒适、安全	3	2	1	0
操作过程	55	核对医嘱、做好环境准备	4	3	2	1
		选择正确的治疗部位，暴露皮肤，注意保暖	5	4	3	2
		外敷中药药泥温度适宜	10	8	6	4
		外敷液体石蜡温度适宜	5	4	3	2
		固定方法正确、美观	5	4	3	2
		密切观察患者，若出现不适给予对症处理	10	8	6	4
		告知相关注意事项	5	4	3	2
		治疗完毕及时清理余药，观察治疗部位皮肤情况	5	4	3	2
		协助患者取舒适体位，整理衣物、床单位	4	3	2	1
		再次核对医嘱	2	1	0	0
操作后	5	整理用物，洗手	3	2	1	0
		记录，签名	2	1	0	0
评价	5	技术熟练、动作轻巧、节力	5	4	3	2
理论提问	10	回答正确、全面	10	8	6	4

【参考文献】

[1] 雷波, 刘定安, 杨阳. 祛瘀化痰汤治疗膝关节骨性关节炎 150 例临床观察[J]. 中医药导报, 2008, 14(30): 33 - 35.

　　[2] 解纪惠,陈满华,崔丽芹,等.利湿祛瘀法治疗膝骨关节炎100例[J].中国中医药,2010,8(6):32.

　　[3] 邹建文,车小乔.擦剂与浸蜡治疗膝骨性关节炎疗效观察[J].陕西中医,2011,32(12):1637.

　　[4] 何浪,栗战国.2008年骨关节炎治疗进展高峰会议纪要[J].中国医学论坛报,2008(45).

第二十一节　中药药枕

　　中药药枕在临床上常用于失眠、头痛、眩晕、项痹、神昏、眼疾等症状的护理干预,并起到协同治疗的目的。此技术是将具有疏通经络、畅调气血、芳香开窍、益智醒脑、强壮保健等作用的药物经过炮制后装入枕芯,制成药枕,通过皮肤接触和感受刺激,作用于神经、肌肉、关节以及通过嗅、味等感官系统,使药物经穴位皮肤毛孔进入人体经脉,促进经络传导,调整脏腑气血功能及机体的阴阳平衡,达到防治疾病、改善症状的一种操作方法。

【操作步骤】

1. 操作准备

治疗盘、药枕、治疗巾、弯盘、污物桶（图1-21-1）。

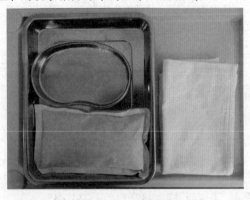

图1-21-1　用物准备

2. 操作评估

（1）主要症状、既往史、是否妊娠；

（2）对中药气味的耐受程度；

（3）有无对中药过敏情况；

（4）枕后、耳廓及后颈部皮肤情况。

3. 操作处理方法

（1）核对医嘱，评估患者，做好解释。

（2）遵医嘱选择合理药枕，备齐用物，携至床旁。

（3）将治疗巾包覆于药枕上。

（4）放置药枕于患者头颈下。

（5）协助患者取合理、舒适体位（以平卧为好），根据患者需求饮温开水 100ml 左右。

（6）观察患者局部皮肤及全身反应，询问有无不适感。

（7）操作完毕，再次核对医嘱，告知患者注意事项。

（8）整理床单位，整理用物，做好相关护理记录。

4. 辅助用品

水杯、手消毒剂、护理推车。

【难点及重点】

1. 治疗或缓解不同的疾病症状时，其证型、体质不同，药枕的选择及应用时间也应有所区别。主要方法如下：

（1）散瘀枕：散瘀枕方中药物多具有芳香开窍、清利头目、活血通痹之功效，多用于项痹、眩晕患者。使用时可先将药枕置于微波炉中加热至 45～55℃，再枕于颈部，仰卧，可反复加热保持合适温度，每日治疗 1 小时，30 天为一疗程。此法通过加热药枕，可加快药物发散，增强其芳香开窍功效；同时，加热后的药枕可对局部产生热敷作用，缓解肌肉紧张，可协同改善眩晕、颈肩痛等临床症状。

（2）安神枕：安神枕方中药物多具有宁心安神、疏肝泄热、镇惊定志之功效，多用于失眠、神经衰弱患者。使用前应松衣放松全身，息心安神，并饮温开水约 100ml，以防芳香类中药耗伤阴津。每晚枕卧不少于 6 小时，3 个月为一疗程。

（3）醒脑开窍枕：醒脑开窍枕方中药物多具有辛香走窜、开窍醒神之功效，气味多浓烈，主要用于中风神昏患者。初用时可多加盖一层治疗巾，防止药味过浓，导致患者产生不适反应，待患者适应后再减少覆盖层数。使用中注意监测患者意识、瞳孔及生命体征变化。每日枕卧 1 小时，15 天为一疗程。

2. 如药枕储藏使用不合理，药味变淡，可直接影响本技术的实施。因此护士在实施操作时应注意：

（1）药枕的外套需选用透气性能好的棉布，不宜用化纤类制品。每个枕芯使用 1 个月须更换。

（2）使用后保持干燥，可在药枕外套置塑料袋，防止药性气味走散，并注意防蛀，受潮破损及时更换，不可阳光暴晒，以确保安全有效。

【注意事项】

（1）枕后、耳廓及后颈部局部皮肤有炎症、创口、溃破者不宜进行药枕。

（2）有习惯性流产史的孕妇不宜进行药枕。

（3）脑出血急性期、脑外伤者禁止使用药枕。

（4）严重高血压、心脏病、体虚者慎用或暂不用药枕。

（5）药枕加普通枕高度以 8～10cm 为宜，不可过高。

（6）观察患者使用后反应，有药物过敏现象者立即停止使用。

（7）药枕作为外用技术，起效慢，宜长期应用。

【评分标准】

中药药枕评分标准

项目	总分	技术操作要求	评分等级			
			A	B	C	D
仪表	2	仪表端庄，服装整洁	2	1	0	0

续表

项目	总分	技术操作要求	评分等级			
			A	B	C	D
评估	10	主要临床表现，枕后、耳廓及后颈部的皮肤情况，对中药气味的耐受程度，有无中药过敏等	4	3	2	1
		解释操作目的及方法	3	2	1	0
		宣教内容正确	3	2	1	0
操作前准备	5	洗手，戴口罩	2	1	0	0
		备齐并检查用物，按顺序放置	3	2	1	0
安全与舒适	8	环境清洁、光线明亮	2	1	0	0
		核对医嘱	3	2	1	0
		患者体位舒适、安全	3	2	1	0
操作过程	55	核对医嘱、药枕方	4	3	2	1
		根据患者需求饮用温开水 100ml 左右	5	4	3	2
		治疗巾包覆方法正确	5	4	3	2
		治疗巾厚度适宜	5	4	3	2
		药枕及普通枕总高度适宜（8~10cm）	10	8	6	4
		药枕放置部位准确	10	8	6	4
		观察患者局部皮肤及全身反应，询问患者有无不适感	5	4	3	2
		告知相关注意事项	5	4	3	2
		协助患者取舒适体位，整理衣物、床单位	4	3	2	1
		再次核对医嘱	2	1	0	0
操作后	5	整理用物，洗手	3	2	1	0
		记录，签名	2	1	0	0
评价	5	技术熟练、动作轻巧、节力	5	4	3	2
理论提问	10	回答正确、全面	10	8	6	4

【参考文献】

[1] 宋南昌.药枕疗法临床运用近况[J].江西中医药,2002,6(33):43-45.

[2] 周然,张俊龙.中医优势治疗技术丛书/药枕[M].北京:科学出版社,2014.

第二十二节　中药坐浴技术

坐浴法在临床上常用于消除或缓解肛周皮肤瘙痒、湿疹及妇科慢性疾病如带下、阴痒等症状的护理干预,并起到协同治疗痔疮、缓解痔疮疼痛的目的。此技术是将中药煎汤,或用消毒液稀释后如1:5000的高锰酸钾溶液,进行坐浴,以达到祛风除湿、清热解毒、杀虫止痒、止痛消炎、活血散瘀等治疗目的的一种操作方法。

【操作步骤】

1. 操作准备

治疗盘、中药药液250ml、坐浴椅(或脸盆、坐浴架)、水温计、纱布、大毛巾(图1-22-1),必要时备屏风。

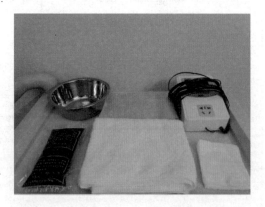

图1-22-1　用物准备

2. 操作评估

(1)主要临床表现、既往史、药物过敏史、月经史;

（2）患者的体质和坐浴部位皮肤情况、对热的耐受程度。

3. 操作处理方法

（1）核对医嘱，评估患者，向患者解释坐浴的目的和方法。

（2）备齐用物，携至床旁，关闭门窗，或屏风遮挡。

（3）嘱患者先排尿、排便，利于坐浴效果。

（4）遵照医嘱配制坐浴药液，将药液倒入盆中，再倒入2000ml开水冲开均匀混合，待液温降至38~43℃，将配制好的药液放在坐浴椅上。

（5）协助患者取合理体位，松开裤子，暴露臀部。

（6）暴露肛门，协助患者坐浴，使会阴、肛周伤口完全浸入药液中，时间为20~30分钟（图1-22-2）。

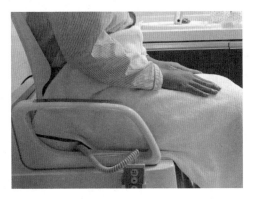

图1-22-2　坐浴

（7）询问患者对热的感觉和耐受情况。

（8）坐浴完毕协助患者清洁局部皮肤、擦干、着衣，再次核对医嘱，告知患者注意事项。

（9）安排舒适体位，整理床单位。

（10）整理用物，洗手，做好相关护理记录。

4. 辅助用品

暖瓶、手消毒剂、护理推车。

5. 评估工具

《视觉模拟评分法（VAS）》。

【难点及重点】

1. 治疗或缓解不同的疾病症状时，其证型、治疗目的、耐受力不同，坐浴的温度和时间也应有所区别。

（1）根据水温的不同分为三种：热浴：38～41℃，适用于渗出性病变及急性炎性浸润、痔术后水肿；温浴：35～37℃，适用于慢性盆腔炎、手术前准备；冷浴：14～15℃，为刺激肌肉神经，使其张力增加，改变血循环，适用于膀胱阴道松弛、性无能及功能性无月经等。此外，混合痔坐浴温度可稍高，以41～43℃为宜。

（2）指导患者适当的坐浴时间可充分发挥坐浴疗法的功效。坐浴5～10分钟既能保持创面清洁，促进血液循环，又有利于减轻切口疼痛、消除水肿，如会阴伤口、肛门术后、肛瘘术后、痔疮术后坐浴等，肛周脓肿以10～15分钟为宜。

（3）因患者对温度的耐受力不同，一般以自觉舒适为度，可先熏后坐浴，除以上特殊要求外，一般坐浴时间以20～30分钟为宜，必要时也可中途加热或掺加热水，以保持一定的温度。

2. 部分患者在浸泡过程中会出现意外情况，直接影响患者安全与本技术的实施成效。因此护士在实施操作时应注意做好预防及处理。

（1）烫伤，老年人或皮肤感觉障碍的患者坐浴时应适当降低水温，并注意多巡视。

（2）坐浴过程中随时询问患者的反应，如患者出现头晕、乏力、心慌等症状时应立即停止坐浴，扶其卧床休息。

【注意事项】

（1）月经期、阴道流血和妊娠末期或局部有急性炎症者禁止坐浴。

（2）产后7～10天方可坐浴。

（3）子宫脱垂者坐浴水温不宜超过38℃，温度过高易将子宫屏出。

（4）坐浴前先将外阴及肛门周围清洗干净。

（5）注意药液浓度及水温，以免灼伤及烫伤皮肤。

（6）坐浴时必须将臀部及外阴全部浸在药液中。

（7）注意室内温度和保暖，以防受凉。

【评分标准】

中药坐浴技术评分标准

项目	总分	技术操作要求	评分等级			
			A	B	C	D
仪表	2	仪表端庄，服装整洁	2	1	0	0
评估	10	主要临床表现、坐浴部位的皮肤情况、对热的耐受程度等	4	3	2	1
		解释操作目的及方法	3	2	1	0
		宣教内容正确	3	2	1	0
操作前准备	5	洗手，戴口罩	2	1	0	0
		备齐并检查用物，按顺序放置	3	2	1	0
安全与舒适	8	环境清洁、光线明亮	2	1	0	0
		核对医嘱	3	2	1	0
		患者体位舒适、安全	3	2	1	0
操作过程	55	核对医嘱、患处	4	3	2	1
		倾倒、冲配中药液，测液温（以38～43℃为宜）	5	4	3	2
		药液放置在坐浴椅	5	4	3	2
		体位舒适，充分暴露臀部	10	8	6	4
		坐浴方法正确	5	4	3	2
		掌握药温，适时加热	10	8	6	4
		观察局部皮肤，询问患者对热的感觉和耐受情况	5	4	3	2
		告知相关注意事项	5	4	3	2
		协助患者取舒适体位，整理床单位	4	3	2	1
		再次核对医嘱	2	1	0	0

续表

项目	总分	技术操作要求	A	B	C	D
操作后	5	整理用物，洗手	3	2	1	0
		记录，签名	2	1	0	0
评价	5	技术熟练，动作轻巧、节力	5	4	3	2
理论提问	10	回答正确、全面	10	8	6	4

（表头"评分等级"跨 A B C D 四列）

【参考文献】

[1] 张广清,彭刚艺.中医护理技术规范[M].广州:广东科技出版社,2012.

[2] 宁余音,姜红,范威燕,等.不同坐浴时间对痔术后伤口影响的临床研究[J].中华护理杂志,2006,41(6):495 - 497.

[3] 朱红.新编全科医生手册[M].济南:山东科学技术出版社,2007.

第二十三节 穴位拍打技术

穴位拍打技术在临床上常用于失眠、头痛、腰背痛、便秘、水肿等症状的护理干预,并起到协同治疗的目的。此技术是人为地借助他物或手掌,用适当的外力,在相应的穴位上拍打的一种疗法。通过力的作用,使瘀阻经络筋结浮出肌肤,疏通经络,调整脏腑气血功能,促进机体的阴阳平衡,达到防治疾病、改善症状的一种操作方法。

【操作步骤】

1. 操作准备

治疗盘、棉签,操作者修剪指甲,清洁双手。

2. 操作评估

（1）主要症状、既往史、是否月经期及妊娠;

（2）对疼痛的耐受程度;

（3）局部穴位皮肤情况。

3. 操作处理方法

（1）核对医嘱，评估患者，做好解释。

（2）备齐用物，携至床旁。

（3）协助患者取合理、舒适体位。

（4）遵照医嘱，根据腧穴的定位方法，选取穴位敏感点（图1 – 23 – 1），确定拍打部位。

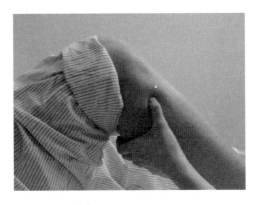

图 1 – 23 – 1　送取穴位敏感点

（5）选择拍打方式及手法。一般常用掌拍法，五指自然并拢，掌指关节自然微屈，手背稍拱起，使掌心呈回形，腕关节要求放松，以前臂带动手掌（图 1 – 23 – 2）。

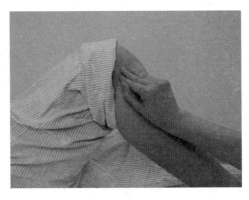

图 1 – 23 – 2　掌指法

（6）力度适中、有节奏地拍打，观察患者局部皮肤，询问有无不适感。

（7）操作完毕，再次核对医嘱，告知患者注意事项。

（8）安排舒适体位，整理衣物、床单位。

（9）整理用物，洗手，做好相关护理记录。

4. 辅助用品

手消毒剂、护理推车。

5. 评估工具

《疼痛评估量表》。

【难点及重点】

1. 不同的患者，拍打的穴位部位不同，其拍打方式及拍打力度也应有所区别。

（1）掌拍法：术者五指并拢，掌指关节微屈，掌心微凹成虚掌，腕关节放松，以肘关节的屈伸发力，使手掌平稳地拍打受术部位。

（2）指拍法：术者手指伸直并拢，运用前臂力量，以中间三个手指的指腹轻轻地、有节奏地拍打受术部位。

（3）拍打力度：拍打时，手法应适当掌握，应该用腕力。开始宜轻，根据情况逐渐加重。重拍时要用前臂的力量进行拍打，年老体弱及儿童患者拍打手法宜轻，青壮年、体质强壮或者脂肪较厚的患者手法宜重。肩、背、腰拍打手法宜轻拍，骶部需要重拍。四肢肌肉丰满处拍打手法宜重，关节部及肌肉较薄弱处拍打手法宜轻。

2. 治疗主要部位、方法

（1）头颈部：坐立均可，全身放松，拍打颈部时不可用力过猛，宜采用轻柔、舒缓的手法，尤其是前颈部务必轻轻拍打，先从后颈穴位开始慢慢向上拍打，一直拍到前额穴位，再从前额返拍至后颈部穴位，反复5~8次。此法可促进头部血液循环，对头痛及头晕等有一定疗效。经常拍打，还有延缓大脑衰退，增强记忆力的作用。

（2）面部：取卧位、坐位均可，手法要轻柔，最好涂上润滑介质再拍打，如柔肤水、凡士林等，每次可拍打 100 次。拍打此处可调理面部气血，促进面部新陈代谢，保健眼睛，改善视力，治疗头痛、耳鸣、鼻炎、鼻出血、鼻塞、牙痛、面瘫等病证。

（3）胸腹部：站位、坐位、卧位均可，全身放松，赤身或仅穿薄衣。先用手由上到下拍打胸部穴位，然后再由下向上拍打，左、右胸穴位各打 100～200 次。通过对胸、腹穴位的拍打，有助于减轻呼吸道及心血管疾病症状。同时还可增强肺活量、提高机体免疫力，对中老年人尤其有益。

（4）臀部：取站位或俯卧位，可稍稍用力，每次可拍打 100 次，可左、右手轮流交换拍击。拍打此处可治疗坐骨神经痛、下肢麻痹、便秘、泄泻、痔疮、阳痿、带下等病证。

（5）腰背部：站位、坐位、卧位均可，可稍稍用力，每次可拍打 100 次，可左、右手轮流交换拍击。通过拍打腰背部，可调理脏腑，保健脊椎、腰椎，治疗腰部肌肉劳损、腰椎间盘突出、腰肌扭伤等多种病证。

（6）四肢部：取站立或坐姿，先拍打右上肢穴位，再拍打左上肢穴位，每侧拍打 100～200 下，可以防治肢体麻木，延缓肌肉衰老，解除上肢的酸痛症状；拍打下肢取坐式，先拍打左腿穴位，再拍打右腿穴位，各拍打 100 次，可加强双腿站立和行走的功能，常用于治疗下肢麻木、瘫痪、痉挛、劳损、踝关节扭伤等病证，还可保健五脏六腑、补益气血功效。

3. 部分患者对疼痛不耐受，直接影响本技术的实施。因此护士在实施操作时应注意观察患者感受，调整穴位拍打力度。

4. 拍打上肢外侧时，要从下往上拍打；拍打上肢内侧时，要从上往下拍打；拍打下肢外侧时，需要从上往下拍打；拍打下肢内侧时，要从下往上拍打；拍打任脉和督脉时，从下往上拍打。

【注意事项】

（1）疮疖痈疽红肿痛者、全身发热或有急性传染病者、急性炎症者不宜拍打；内脏病、心悸严重及心力衰竭者、癫痫发作者、结核肿瘤者、有各种出血疾患者、妇女月经期及妊娠者不宜使用穴位拍打法。

（2）精神高度紧张者慎用或暂不用穴位拍打。

（3）观察患者穴位拍打部位情况。

（4）用餐前后半小时内不宜进行。在拍打时应避风，避免电风扇或空调直吹。

【评分标准】

穴位拍打技术评分标准

项目	总分	技术操作要求	评分等级			
			A	B	C	D
仪表	2	仪表端庄，服装整洁	2	1	0	0
评估	10	主要临床表现、取穴部位的皮肤情况、对疼痛的耐受程度等	4	3	2	1
		解释操作目的及方法	3	2	1	0
		宣教内容正确	3	2	1	0
操作前准备	5	洗手，戴口罩	2	1	0	0
		备齐并检查用物，按顺序放置	3	2	1	0
安全与舒适	8	环境清洁、光线明亮	2	1	0	0
		核对医嘱	3	2	1	0
		患者体位舒适、安全	3	2	1	0
操作过程	55	核对医嘱、穴位	4	3	2	1
		指腹按压选穴	5	4	3	2
		确定拍打部位	5	4	3	2
		拍打方式及手法正确	10	8	6	4
		拍打力度适度	5	4	3	2
		拍打顺序正确	10	8	6	4
		观察局部皮肤，询问患者有无酸、麻、胀、痛等感觉	5	4	3	2
		告知相关注意事项	5	4	3	2
		协助患者取舒适体位，整理衣物、床单位	4	3	2	1
		再次核对医嘱	2	1	0	0

续表

项目	总分	技术操作要求	评分等级			
			A	B	C	D
操作后	5	整理用物，洗手	3	2	1	0
		记录，签名	2	1	0	0
评价	5	技术熟练、动作轻巧、节力	5	4	3	2
理论提问	10	回答正确、全面	10	8	6	4

【参考文献】

[1] 赵毅,王诗忠.推拿手法学[M].上海:上海科学技术出版社,2009.

[2] 洪嘉婧,杨东雨.常见病简明松筋、拍打、拉伸疗法[M].长春:吉林科学技术出版社,2013.

[3] 郭德才.在拍打中养生疾疗[J].少林与太极,2012,(5):58－59.

第二章

导引技术

第一节 八 段 锦

八段锦是由古代导引总结发展而成的一种传统养生术。此功法通过对外在肢体躯干的屈伸俯仰和内部气机的升降开合，使全身筋脉得以牵拉舒展，经络得以畅通，达到"骨正筋柔，气血以流"，属于气功范畴。

【操作步骤】

1. 操作准备

播放设备，适宜练习的场地。

2. 操作评估

（1）环境开阔、平坦、安静；

（2）主要症状、既往史、生活自理能力评分；

（3）患者是否能理解、接受、配合；

（4）对动作的耐受程度；

（5）进餐时间。

3. 操作处理方法

（1）核对医嘱，评估患者，做好解释。

（2）备齐用物，携至练习场地。

（3）适度活动肢体、肌肉、关节。

（4）第一式："两手托天理三焦"。

预备姿势：

直立，左脚开步与肩同宽，两眼平视前方，舌尖轻抵上腭，两手由小腹向前伸臂，手心向下向外划弧，顺势转手向上，双手十指交叉于小腹前，双膝微屈，自然呼吸，周身关节放松，足趾抓地，意守丹田，精神集中片刻。

动作：

①上托：两臂徐徐分别自左右身侧沿任脉向上，双手十指交叉，且随手动，双膝慢慢伸直。当手臂抬至肩、肘、腕相平时，翻转掌心极力上托，使双肩充分伸展，整个过程缓缓吸气。

②下握：松开交叉的双手，翻转掌心朝下，在身侧落至胸部时，随落随翻转掌心再朝上，双掌慢慢落于小腹前，双手十指再交叉，在双手下落的同时，双膝慢慢微屈，此过程缓缓呼气。

整个托举动作重复6~8次后恢复成预备姿势。

呼吸配合及动作要点：双手上托时吸气，下放时呼气，足跟上提站立并拉伸身体时呼吸可暂停数秒，呼气和吸气动作宜深长均匀。

（5）第二式："左右开弓似射雕"。

预备姿势：

两足分开与肩同宽，左足向左侧跨一步，双腿屈膝下蹲成马步，上体直，双手空握拳，屈肘放于两侧髋部，距髋约一拳许。两手臂自然放松，垂于身前，掌心向内。

动作：

①搭腕：两臂平屈，两手交叉于胸前，左臂在外，右臂在内。开始吸气。

②开弓：继续吸气。左臂弯曲为弓手，左手呈八字掌，缓缓向左拉至极点，同时右臂屈肘向右拉回，右手呈"握箭"状，停于右肋前，拳眼朝上，如拉弓状。眼看左手，屏住呼吸。

③并步：将两腿伸直，顺势将两手向下划弧，收回于胸前，再向上向两侧划弧缓缓下落两髋外侧，同时收回左腿，还原为站

式。此过程呼气。再换右足向右横跨，重复如上动作，如此反复6～8次。

④动作与①②动作同，唯左右相反，如此左右各开弓6～8次。

呼吸配合及动作要点：伸手时吸气，拉弓时屏住呼吸数秒，手臂回缩至胸前时呼气。如此左右轮流进行开弓拉伸。

（6）第三式："调理脾胃须单举"。

预备姿势：

直立，双足分开与肩同宽，两臂下垂，掌心下按，手指向前，两手同时向前向内划弧，顺势翻掌向上，指尖相对，双膝微屈，目视前方。脚尖向前，双手自然下垂，位于体侧，两目平视前方。

动作：

①上举：左手自左前方缓缓上举，手心上托，至头左上方翻掌，掌心向上，指尖向右，伸直左臂，同时右手翻掌，掌心向下，指尖向前，下按。此过程吸气。

②下落：左手翻掌缓缓下落，同时右手翻掌缓缓上托，两手相交于小腹前，掌心向上。此过程呼气。

右手左手俯掌在身前下落，同时引气血下行，全身随之放松，恢复自然站立。

③④动作与①②动作同，唯左右相反，如此左右手交替上举，右手上举下落动作同左手，如此反复6～8次。

呼吸配合及动作要点：上托下按、拉伸身体时吸气；保持身体拉伸状态数秒钟，同时屏住呼吸；双臂还原时呼气。

（7）第四式："五劳七伤向后瞧"。

预备姿势：

直立，双足分开与肩同宽，两臂自然下垂，双手指尖相对置于小腹处，掌心向上，双膝微屈，两目平视前方。

动作：

①起身：两腿缓缓伸直，同时两手臂缓缓向两侧向后打开，

掌心向前。此过程吸气。头颈带动脊柱缓缓向左拧转，眼看后方，同时配合吸气。

②后瞧：头颈带动脊柱徐徐向左转，眼看后方，继续吸气。

③转正：头颈带动脊柱徐徐向右转，上身恢复直立向前。同时配合呼气，全身放松。

向右后看动作与①②③动作同，如此左、右、后瞧各6~8次。

呼吸配合及动作要点：头向两侧后方旋转时吸气，并保持此动作片刻，头部转回时呼气，重复此节动作。

（8）第五式："摇头摆尾去心火"。

预备姿势：

上托：两手指尖对立，掌心向上，上托至头顶，翻掌，掌心仍向上。

下按：两手向两侧画弧，两腿分开站立，屈膝下蹲成马步，两手按扶膝上，虎口向内，上体正直。

动作：

①右倾：重心放于右腿，眼看右足背，此过程吸气。

②左旋：头带动上身向左旋转，同时眼看左足跟，继续向后旋转至中正位恢复至预备姿势。此过程呼气。缓缓呼气后拧腰向左，屈身下俯，将余气缓缓呼出。动作不停，头自左下方经体前至右下方，像小勺舀水似地引颈前伸，自右侧慢慢将头抬起，同时配以吸气；拧腰向左，身体恢复马步桩，缓缓深长吸气。

左倾与右旋动作与①②同，唯左右相反。如此动作交替进行各做6~8次。

上举：双臂自两侧上举，掌心向上，此过程吸气；至头顶，掌心向下，指尖相对，下按，双手自然下垂，放置身体两侧，此过程呼气。

呼吸配合及动作要点：弯腰旋转时吸气，恢复预备位时呼气，最后直立而收势。

（9）第六式："两手攀足固肾腰"。

预备姿势：

两腿直立，双足分开与肩同宽，双手自然下垂，位于身体两侧，两目平视前方。

动作：

①上举：双臂伸直自前方上举至头顶，指尖向上，此过程吸气。两脚平行开立，与肩同宽。

②下按：双手指尖相对，掌心向下，下按至胸前。此过程呼气。

③反穿：双手掌心朝上，指尖相对，自两侧腋下穿过后按在两侧肋胁处，虎口向下。此过程吸气。双膝保持挺直，上身前俯，两手顺势沿膀胱经下至足跟，再向前攀足尖。此过程呼气。

④上举：双手带动双臂及上身缓解直立，双手上举同动作①。如此反复6~8次。

呼吸配合及动作要点：身体前屈时，膝部不要弯曲，腰部尽力向下弯曲，手指尽力触及脚趾或地面。老年人或关节疼痛患者练习时不强求此点，以能耐受为度。身体后仰时要达到最大限度。屈体时呼气，后仰时吸气。动作宜慢。

（10）第七式："攒拳怒目增气力"。

预备姿势：

两腿直立，双足分开与肩同宽，双手自然下垂，位于身体两侧，两目平视前方。双目怒视前方。

动作：

①抱拳：两腿分开，屈膝蹲成马步，两臂屈肘握拳置于腰部两侧，拳心向上，两脚尖向前或外旋。此过程吸气。

②攒拳怒目：左拳向前方缓缓击出，两眼睁大。双眼看拳头。成立拳或俯拳皆可。击拳时宜微微拧腰向右。此过程呼气。

③抓握：左手张开，拇指尖向下，虎口向下，翻掌，握拳，拇指在内。此过程吸气。

④回收：左拳回收至左腰部。

出右拳与出左拳同，唯左右相反。如此左右交替各击出6~8次。

呼吸配合及动作要点：握拳要紧，脚趾用力抓地，出拳要用力，聚精会神，瞪眼怒目。做以上动作时要配合呼吸，出拳时呼气，回收时吸气。

（11）第八式："背后七颠百病消"。

预备姿势：

直立位，两脚并拢站立，手臂自然下垂，两手置于两侧，挺胸，两膝伸直。

动作：

①提踵：足跟上提。吸气。脚平行开立，与肩同宽，或两脚相并。

②颠足：足跟下落着地，呼气。脚跟下落，并配合呼气。全身放松。如此起落6~8次。（重复）

（12）收势：两掌合于腹前，体态安详，周身放松，呼吸均匀，气沉丹田。

（13）练功完毕，询问患者，有无汗出，有无不适感。

（14）送患者返回病房。

（15）告知患者注意事项。

（16）安排舒适体位。

（17）整理用物，做好相关护理记录。

4. 辅助用品

移动推车。

5. 评估工具

《日常生活能力评估单》《跌倒/坠床危险因子评估单》《疼痛评估单》。

【难点及重点】

1. 做八段锦导引法时动作应该柔和缓慢、圆活连贯，松紧结合，动静相间，神与形合，气寓其中；要做到精神与形体两方面的放松，排除杂念，思想与情绪要松静、安宁。

2. 对于初学者及年老体弱者，护士在指导患者练习时应注意：

（1）练习时应由两名护士站在前方指导示范，一名护士背对患者，另一名护士面对患者，这样可以让患者更加全面地看到八段锦导引的动作，同时护士可以随时观察患者情况，确保患者的安全。

（2）初学者可能会由于对功法的不熟悉而造成动作僵硬、紧张、手脚配合不协调、顾此失彼，经过一定时间的练习就会做到姿势逐渐工整，方法逐步准确，动作及控制力得到提高。

（3）以患者安全为先，初学者或年老体弱者应循序渐进，不可强求动作的标准到位。

（4）指导患者先练好动作，再配合呼吸，最后再意守。

【注意事项】

（1）练习时应穿防滑鞋及宽松衣裤。

（2）不宜空腹或饱餐后进行八段锦练习。

（3）患者处于疾病（包括精神疾病）的急性期、不稳定期不宜练习。

（4）高血压有眩晕症状的患者不宜练习。

（5）在练习八段锦期间护士要注意观察患者是否有不适症状。

【参考文献】

［1］国家体育总局健身气功管理中心. 十二段锦［M］. 北京：人民体育出版社，2010.

［2］王凯锵. 八段锦自愈疗法［M］. 重庆：重庆出版社，2010.

［3］黄淑杰. 少林密功八段锦［M］. 北京：北京体育大学出版社，2011.

［4］谷岱峰. 保健按摩［M］. 北京：人民体育出版社，2011.

［5］邓铁涛. 无病到天年［M］. 北京：中国中医药出版社，2012.

第二节 五 禽 戏

五禽戏导引技术是以肢体运动为主，辅以呼吸吐纳与意念配合的导引类功法，在临床上常用于颈肩综合征、腰肌劳损及软组织损伤、消化不良、腹胀纳呆、便秘腹泻等慢性病证的康复治疗，起到协同治疗的目的。此技术是东汉名医华佗仿虎、鹿、熊、猿、鸟五种动物的动作和神态，创编的一套防病、治病、延年益寿的医疗气功。它是一种外动内静、动中求静、动静兼备、刚柔并济、内外兼练的仿生功法。

【操作步骤】

1. 操作准备

音频或视频播放器。

2. 操作评估

（1）评估患者身体状况。

（2）评估环境。

（3）心理状况、合作程度。

3. 操作处理方法

（1）预备势：起势调息

两脚并拢，自然伸直，两手自然垂于体侧，胸腹放松，头项正直，下颌微收，舌抵上腭，目视前方。

左脚向左平开一步，稍宽于肩，两膝微屈，松静站立，调息数次，意守丹田肘微屈，两臂在体前向上、向前平托，与胸同高。两肘下垂外展，两掌向内翻转，并缓慢下按于腹前。

（2）第一戏 虎戏 具有练形与练气的双重功效，能在外练筋骨的同时增强人体内气，对人体精气神、筋骨髓均有一定的锻炼作用；有能充盈肺气、健腰补肾、调节中枢神经系统，对防治精神衰弱、老慢支等疾病疗效较显著。

"虎戏"要体现虎的威猛。神发于目，虎视眈眈，威生于爪，伸缩有力，神威并重，气势凌人。动作变化要做到刚中有柔、柔中生刚、外刚内柔、刚柔相济，具有动如雷霆无阻挡、静如泰山不可摇的气势。

第一式 虎举

两手掌心向下，十指撑开，再弯曲成虎爪状，目视两掌。随后，两手外旋，由小指先弯曲，其余四指依次弯曲握拳，两拳沿体前缓慢上提。至肩前时，十指撑开，举至头上方再弯曲成虎爪状，目视两掌。两掌外旋握拳，拳心相对，目视两拳。两拳下拉至肩前时，变掌下按。沿体前下落至腹前，十指撑开，掌心向下，目视两掌。

第二式　虎扑

两手握空拳，沿身体两侧上提至肩前上方。两手向上、向前划弧，十指弯曲成"虎爪"，掌心向下，同时上体前俯，挺胸塌腰，目视前方。两腿屈膝下蹲，收腹含胸，同时，两手向下划弧至两膝侧，掌心向下，目视前下方。随后两腿伸膝，松髋，挺腹，后仰，同时两掌握空拳，沿体侧向上提至胸侧，目视前上方。左腿屈膝提起，两手上举。左脚向前迈出一步，脚跟着地，右腿屈膝下蹲，成左虚步。同时上体前倾，两拳变"虎爪"向前、向下扑至膝前两侧，掌心向下，目视前下方。随后上体抬起，左脚收回，开步站立，两手自然下落于体侧，目视前方。

（3）第二戏　鹿戏　能充分伸展与锻炼脊柱，起到舒展筋脉、通调督脉之功效；又能通过挤压按摩内腑增强胃气、促进胃肠蠕动，对慢性泄泻、便秘、前列腺疾患、心血管疾病、老慢支等有较好的疗效。

鹿喜挺身眺望，好角抵，运转尾闾，善奔走，通任、督两脉。习练"鹿戏"时，动作要轻盈舒展，神态要安闲雅静，意想自己置身于群鹿中，在山坡、草原上自由快乐地活动。

第一式　鹿抵

两腿微屈，身体重心移至右腿，左脚经右脚内侧向左前方迈步，脚跟着地，同时，身体稍右转，两掌握空拳，向右侧摆起，拳心向下，高与肩平，目随手动视右拳。身体重心前移；左腿屈膝，脚尖外展踏实，右腿伸直蹬实。同时，身体左转，两掌成"鹿角"，向上、向左、向后划弧，掌心向外，指尖朝后，左臂弯曲外展平伸，肘抵靠左腰侧。右臂举至头前，向左后方伸抵，掌心向外，指尖朝后，目视右脚跟。随后，身体右转，左脚收回，开步站立，同时两手向上、向右、向下划弧，两掌握空拳下落于体前，目视前下方。

第二式 鹿奔

左脚向前跨一步，屈膝，右腿伸直成左弓步。同时，两手握空拳，向上、向前划弧至体前，屈腕，高与肩平，与肩同宽，拳心向下，目视前方。身体重心后移，左膝伸直，全脚掌着地，右腿屈膝，低头，弓背，收腹。同时，两臂内旋，两掌前伸，掌背相对，拳变"鹿角"。身体重心前移，上体抬起，右腿伸直，左腿屈膝，成左弓步，松肩沉肘，两臂外旋，"鹿角"变空拳，高与肩平，拳心向下，目视前方。左脚收回，开步直立，两拳变掌，回落于体侧，目视前方。

（4）第三戏 熊戏 具有疏肝理气、增强脾胃、肝肾及四肢关节活动的功能。对体虚脾弱、慢性胃炎、高血压、胃溃疡、胃下垂、便秘、肾虚腰痛等有一定治疗作用。

"熊戏"要表现出熊憨厚沉稳、松静自然的神态。运势外阴内阳，外动内静，外刚内柔，以意领气，气沉丹田，行步外观笨重拖沓，其实笨中生灵，蕴含内劲，沉稳之中显灵敏。

第一式 熊运

两掌握空拳成"熊掌"，拳眼相对，垂手下腹部，目视两拳。以腰、腹为轴，上体做顺时针摇晃。同时，两拳随之沿右肋部、上腹部、左肋部、下腹部划圆，目随上体摇晃环视。

第二式 熊晃

身体重心右移，左髋上提，牵动左脚离地，再微屈左膝，两掌握空拳成"熊掌"，目视左前方。身体重心前移，左脚向左前方落地，全脚掌踏实，脚尖朝前，右腿伸直，身体右转，左臂内旋前靠，左拳摆至左膝前上方，拳心朝左。右掌摆至体后，拳心朝后，目视左前方。身体左转，重心后坐，右腿屈膝，左腿伸直，拧腰晃肩，带动两臂前后弧形摆动。右拳摆至左膝前上方，拳心朝右，左拳摆至体后，拳心朝后，目视左前方。身体右转，重心前移，左腿屈膝，右腿伸直，同时，左臂内旋前靠，左拳摆至左膝前上方，拳心朝左；右掌摆至体后，拳心朝后，目视左前方。

（5）第四戏　猿戏　具有固纳肾气、运行气血、滑利关节的功效，又能调节全身的神经系统，增强其协调性；对神经衰弱、腹泻、便秘以及老年性骨关节病具有一定疗效。

猿生性好动，机智灵敏，善于纵跳，折枝攀树，躲躲闪闪，永不疲倦。习练"猿戏"时，外练肢体的轻灵敏捷，欲动则如疾风闪电，迅敏机警，内练精神的宁静，欲静则似静月凌空，万籁无声，从而达到"外动内静""动静结合"的境界。

第一式　猿提

两掌在体前，手指伸直分开，再屈腕撮拢捏紧成"猿钩"。两掌上提至胸，两肩上耸，收腹提肛，同时，脚跟提起，头向左转，目随头动，视身体左侧。

头转正，两肩下沉，松腹落肛，脚跟着地，"猿钩"变掌，掌心向下，目视前方。两掌沿体前下按落于体侧，目视前方。

第二式　猿摘

左脚向左后方退步，脚尖点地，右腿屈膝，重心落于右腿，同时，左臂屈肘，左掌成"猿钩"收至左腰侧，右掌向右前方自然摆起，掌心向下。身体重心后移，左脚踏实，屈膝下蹲，右脚收至左脚内侧，脚尖点地，成右丁步，同时，右掌向下经腹前向左上方划弧至头左侧，掌心对太阳穴，目先随右掌动，再转头注视右前上方。右掌内旋，掌心向下，沿体侧下按至左髋侧，目视右掌。右脚向右前方迈出一大步，左腿蹬伸，身体重心前移，右腿伸直，左脚脚尖点地。同时，右掌经体前向右上方划弧，举至右上侧变"猿钩"，稍高于肩，左掌向前、向上伸举，屈腕撮钩，成采摘势，目视左掌。身体重心后移，左掌由"猿钩"变为"握固"，右手变掌，自然回落于体前，虎口朝前。随后，左腿屈膝下蹲，右脚收至左脚内侧，脚尖点地，成右丁步，同时，左臂屈肘收至左耳旁，掌指分开，掌心向上，成托桃状，右掌经体前向左划弧至左肘下捧托，目视左掌。

（6）第五戏 鸟戏 能舒肝养血、升清降浊，又能调节心肺、脾胃的功能，对高血压、糖尿病、忧郁、焦虑、胆囊炎等疾病具有一定的疗效。

鸟戏取形于鹤，鹤是轻盈安详的鸟类，人们对它进行描述时往往寓意它的健康长寿。练习时，要表现出鹤的昂然挺拔、悠然自得的神韵。仿效鹤翅飞翔，抑扬开合。两臂上提，伸颈运腰，真气上引；两臂下合，含胸松腹，气沉丹田。活跃周身经络，灵活四肢关节。

第一式 鸟伸

两腿微屈下蹲，两掌在腹前相叠。两掌向上举至头前上方，掌心向下，指尖向前，身体微前倾，提肩，缩项，挺胸，塌腰，目视前下方。两腿微屈下蹲，同时两掌相叠下按至腹前，目视两掌。身体重心右移，右腿蹬直，左腿伸直向后抬起。同时，两掌左右分开，掌成"鸟翅"，向体侧后方摆起，掌心向上；抬头，伸颈，挺胸，塌腰，目视前方。

第二式 鸟飞

两腿微屈，两掌成"鸟翅"合于腹前，掌心相对，目视前下方。右腿伸直独立，左腿屈膝提起，小腿自然下垂，脚尖朝下。同时，两掌成展翅状，在体侧平举向上，稍高于肩，掌心向下，目视前方。左脚下落在右脚旁，脚尖着地，两腿微屈。同时，两掌合于腹前，掌心相对，目视前下方。右腿伸直独立，左腿屈膝提起，小腿自然下垂，脚尖朝下，同时，两掌经体侧，向上举至头顶上方，掌背相对，指尖向上，目视前方。左脚下落在右脚旁，全脚掌着地，两腿微屈，同时，两掌合于腹前，掌心相对，目视前下方。

【难点及重点】

"五禽戏"强调"用意念引发动作"，意念引导下骨骼、关节和肌肉进行螺旋形运动。这种螺旋形运动，能诱发机体内部自动按摩，加快机体血液循环和新陈代谢。

1. 虎戏

需注意收脚、出脚时要沉稳，推掌时要刚劲威猛但又不失弹性，寓柔于刚。以后练习柔顺尚可运内劲推出。

2. 鹿戏

动作舒缓柔和，体现出鹿的温良柔顺。操作时要缓慢柔和，缓缓伸展至极处，能让脊柱得到充分的伸展和锻炼。

3. 熊戏

练习时应将自己比于熊，熊从外形上看似笨拙，要表现出其浑憨沉稳的特性。故此功应缓慢沉稳，不宜过快。靠肩的晃动带动肩、肘、腕及髋、膝、踝甚至内脏等得到锻炼，同时肢体尽量放松，呼吸均匀柔和。

4. 猿戏

模仿猴类的机敏灵巧，主要锻炼一种灵巧性。练习时手脚动作要轻灵，保持全身的协调性，同时要表现出猴子的天性。

5. 鸟戏

主要模仿鸟类飞翔动作，故要特别表现出鸟类振翅凌云之势。练习时应注意肩臂放松、动作柔和，两臂与身体的动作要协调，同时要与呼吸密切配合。

【注意事项】

（1）练功时，需做到全身放松，呼吸均匀，专注意守，动作自然。

（2）用于慢性病的康复治疗时，可练全套，也可选练其中的1～2节。如虎戏可醒脑提神、强壮筋骨。鹿戏可明目聪耳、舒筋活络、滑利关节。熊戏可健腰膝、消胀满。猿戏可提高人体对外界反应的灵敏度，还可防治腰脊痛。鸟戏可增强呼吸机能，提高人体平衡能力。

（3）五禽戏运动量较大，应量力而行，切不可勉强。也不宜太累，以出汗为标准。

（4）一般情况下，可选练其中一套。操练中要做到神情专注，全身放松，意守丹田，行腹式呼吸，使自己处于胸虚腹实的状态。

第三章

其他类技术

第一节 音乐疗法

音乐疗法就是通过音乐活动的各种形式，包括听、唱、演奏、律动等对人进行刺激与催眠并由声音激发身体反应，使人达到健康的目的。它是心理的、生理的和社会活动治疗，也是一种康复、保健、教育活动。中医的音乐疗法是根据宫、商、角、徵、羽五种民族调式音乐的特性与五脏五行的关系来选择曲目，进行治疗。

【操作步骤】

1. 操作准备

治疗盘、音叉或铃铛等可发出声音的物体、音乐播放器、专业的音乐疗法音像制品、耳机。

2. 操作评估

（1）主要症状、既往史；

（2）确认患者的听力情况（使用音叉或铃铛）；

（3）了解患者的性格、文化程度、家庭背景、个人爱好及患病的性质和历程等个人资料；

（4）根据医嘱制订治疗目标；

（5）选择适宜的音乐作品或歌曲。

3. 操作处理方法

（1）评估患者，做好解释。

（2）备齐用物。

（3）协助患者取合理、舒适体位。

（4）安抚患者情绪，告知患者轻闭双眼。

（5）使用播放器播放音乐，调节音量 20～30 分贝，不应超过 60 分贝。为患者戴上耳机。

（6）保持周围环境安静无干扰，在音乐治疗过程中密切观察患者的表情变化，如出现不适表情，及时询问。

（7）音乐治疗结束，再次核对医嘱及治疗目标，告知患者注意事项。

（8）协助患者取舒适体位，整理床单位。

（9）整理用物，做好相关护理记录。

4. 辅助用品

手消毒剂、护理推车。

5. 评估工具

音叉或铃铛等可发出声音的物体。

【难点及重点】

音乐应根据患者的不同症状因人而异地有所选择。例如：

（1）性情急躁的患者宜听节奏慢、让人思考的乐曲。

（2）悲观、消极的患者宜多听宏伟、粗犷和令人振奋的音乐。

（3）记忆力衰退的患者最好常听熟悉的音乐。

（4）原发性高血压患者最适宜听抒情音乐，原发性高血压患者需要的是平静，最忌讳的是那些有可能使他们听后激动的热情太甚的音乐。

（5）产妇宜多听带有诗情画意、轻松幽雅和抒情性强的古典音乐和轻音乐，不宜听节奏强烈、音色单调的音乐，特别是迪斯科音乐。

【注意事项】

（1）患者处于兴奋状态时不能强制其听镇静性音乐，而应该是先听一些兴奋性音乐，然后逐渐转渗入、渗出镇静性音乐。

（2）高血压伴忧郁症的患者应给予欢乐轻快、兴奋的音乐，而对症状性高血压患者则给予轻松徐缓的音乐。

（3）治疗音乐的音量要适宜，一般为 20~30 分贝，不应超过 60 分贝。最好戴耳机，免受外界干扰。

（4）不宜长时间用单一乐曲，避免久听生厌，每日听 2~3 次，每次半小时至一小时。

（5）在耳痛、头痛剧烈、情绪极度激动的情况下应暂时避免使用音乐治疗。

【参考文献】

[1] 陶功定,李殊响.实用音乐疗法[M].北京:人民卫生出版社,2008.

[2] 马杰.试论音乐治疗[J].内蒙古民族大学学报,2010,16(2):137-138.

[3] 李淑珍,于海波,刘永峰.音乐治疗在临床护理中的应用[J].齐鲁护理杂志,2008,14(3):47-48.

[4] 范欣生.音乐疗法[M].北京:中国中医药出版社,2002.

[5] Rachel Darnley-Smith&Helen M. Patey 著.梅晓菁,缪青,柳岚心译.音乐治疗[M].北京:中国轻工业出版社,2010.

第二节　降　压　操

降压操是利用经穴推拿技术，按摩太阳、百会、风池等穴位，通过疏通气血、调和阴阳，达到防治高血压病的一种健身功法。

降压操是根据中医"平肝息风"的理论，对太阳、百会、风池等穴位加以按摩，起到调整微血管的舒缩作用，解除小动脉痉挛，从而疏通气血、调和阴阳，对高血压病的预防和治疗有明显作用。

【操作步骤】

1. 操作准备

血压计、椅子。

2. 操作评估

（1）主要症状、既往史；

（2）操作前的血压；

（3）按摩穴位的皮肤情况；

（4）配合程度。

3. 操作处理方法

（1）核对医嘱，评估患者，做好解释。

（2）备齐用物。

（3）预备式：患者坐在椅子上，姿势端正、自然，正视前方，两臂自然下垂，双手手掌放在大腿上，膝关节呈90度角，双足分开与肩同宽，全身肌肉放松，呼吸均匀。

（4）按揉太阳穴：顺时针旋转按揉，一周为一拍，做32拍。

（5）按揉百会穴：用手掌紧贴百会穴旋转，一周为一拍，做32拍。

（6）按揉风池穴：用双手拇指按揉双侧风池穴，顺时针旋转，一周为一拍，做32拍。

（7）分推前额：两手五指自然分开，用小鱼际从前额向耳后按摩，从前至后弧线行走一次为一拍，做32拍。

（8）擦颈：用左手掌大鱼际擦抹右颈部胸锁乳突肌，再换右手擦左颈，左右各擦一次为一拍，做32拍。

（9）按揉曲池穴：先用右手再换左手，旋转一周为一拍，做32拍。

（10）按揉内关穴：用大拇指按揉内关穴，先揉左手后揉右手，顺时针方向按揉一周为一拍，做32拍。

（11）推擦肾区：双手搓热放于背部肾区，上下推动一次为一拍，做32拍。

（12）按揉下肢穴：分别用左右手拇指按揉左右小腿的足三里穴、三阴交、涌泉穴，旋转一周为一拍，每个穴位做32拍。

（13）扩胸调气：两手放松下垂，然后握空拳，屈肘抬至肩高，向后扩胸，最后放松还原。

（14）整理用物，做好相关护理记录。

4. 辅助用品

人体穴位模型。

5. 评估工具

《血压评估量表》。

【难点及重点】

按揉时力度应均匀、柔和、持久，禁用暴力，告知患者力度以该穴位出现酸胀感为宜。

【注意事项】

（1）各种出血性疾病、妇女月经期、孕妇腰腹、皮肤破损及瘢痕等部位禁止按摩。

（2）操作前修剪指甲，避免划伤皮肤。

（3）穴位要准确，动作轻柔舒适。

（4）擦颈时不能两侧同时进行。

（5）过饥过饱不宜做操，降压操宜在餐后30分钟进行。

（6）颈动脉重度狭窄及颈动脉斑块患者不适宜进行擦颈。

（7）可根据自身血压波动情况，选择合适时间做操。

【参考文献】

孙书臣．高血压穴位按摩降压操［M］．北京：人民军医出版社，2010.

第三节 舌 操

中医认为舌头与五脏有密切关系，经常运动舌头，可加强内脏各部位的功能，有助于食物的消化吸收，强身健体，延缓衰老。

【操作步骤】

1. 操作准备

清水杯、污物杯、清洁纱布、治疗盘。

2. 操作评估

(1) 主要症状、患者配合情况；

(2) 是否患有严重口腔疾患；

(3) 有无义齿及牙齿松动情况。

3. 操作处理方法

(1) 核对医嘱，评估患者，做好解释。

(2) 备齐用物，携至床旁。

(3) 协助患者取合理、舒适体位。

(4) 遵照医嘱，指导患者进行舌操。

【第一节】 顶舌练习：舌尖放在齿背后，再向嘴外慢慢伸，伸的越长越好，然后迅速收回。

【第二节】 伸舌练习：舌放平后，再向嘴外迅速伸出，迅速收回，伸的越长越好。

【第三节】 鼓舌练习：舌尖用力顶左腮，顶的面部越鼓越好，然后用同样的方法顶右腮，左一下右一下，反复多次。

【第四节】 勾舌练习：舌尖抵住上齿龈，舔着上腭往后勾，勾得越长越好，但不要把舌系带扯疼，然后用舌尖舔着上腭慢慢放回齿后。

【第五节】 卷舌练习：舌头的两边向舌中间卷成筒状后，再向嘴外吐出，一伸一进。

【第六节】 咬舌练习：舌头平放，用牙齿轻轻咬舌面，牙齿边咬舌头边往外伸，然后再慢慢地边咬边缩回。

【第七节】 咀嚼练习：舌头由左到右，由右到左摆动。

【第八节】 打响练习：舌头贴上腭，由外向里吸舌头，发出"哒哒"响声。

【第九节】 舔唇练习：舌尖由上唇自左向右周转，再自右向左周转，同时可上下舔唇。

【第十节】舌根练习：舌根向上隆起顶软腭，一上一下迅速进行练习。

【第十一节】洗牙练习：用舌洗牙的外侧，顺时针后再逆时针进行。

（5）操作过程中询问患者有无不适感。

（6）操作完毕，再次核对医嘱，告知患者注意事项。

（7）安排舒适体位，整理床单位。

（8）整理用物，做好相关护理记录。

【难点及重点】

（1）在进行舌操时注意调整呼吸，保持身心放松，方可达到治疗目的。

（2）患者舌头的灵活程度不一，操作过程中应根据具体情况给予指导，有选择性地进行练习。

【注意事项】

（1）舌操前清洁口腔及舌体。

（2）注意力度适中，以防咬伤舌头或损伤舌系带。

第四节　耳　穴　操

耳朵上分布着掌管五脏六腑的穴位，通过对耳廓不同部位的穴位进行按摩、提捏、点掐等，可达到通经活络，保护脏腑，调理疾病的目的。此外，耳穴操还具有健脑、明目、强肾、聪耳的养生功效。

【操作步骤】

1. 操作准备

清水杯、弯盘、清洁纱布、耳穴模型、手消毒剂、护理推车。

2. 操作评估

（1）主要症状、既往史、是否妊娠；

（2）对疼痛的耐受程度；

（3）耳部皮肤情况。

3. 操作处理方法

（1）核对医嘱，评估患者，做好解释。

（2）备齐用物，携至床旁。

（3）协助患者取合理、舒适体位。

（4）遵照医嘱，指导患者进行耳穴操。

【第一节】耳尖提拉法

用双手的拇指和示指捏住耳尖（耳廓的最上端），向上提拉并进行揉捏 15～20 次，使局部发热、发红。

【第二节】叩鸣天鼓法

用双手手掌按住耳廓，手指自然托到脑后，用双手示指叩击中指，可听到"隆隆"声音，可连续叩击 20 次。

【第三节】耳轮按摩法

将双手握成空拳，用拇指的指腹和示指第 1、2 节的外侧沿着耳轮上下进行按摩，直至摩擦到耳轮有充血发热感为止。

【第四节】耳垂下拉法

用双手的示指和拇指捏住耳垂进行揉搓使其发红、发热，然后将耳垂向下牵拉，再松开手指让耳垂弹回去，每日可做 2～3 次，每次 20 下。

【第五节】耳根夹推法

中指放在耳前，示指放在耳后，双指同时向上压推 20～40 次，至耳部、面部和头部都有发热感为止，按摩的速度不宜过快，也不宜忽快忽慢，要均匀、持久。按摩力度不宜过重，以皮肤不起皱褶为佳，按摩时，可单向操作，也可上下交替进行。

（5）操作过程中观察耳部皮肤情况，询问患者有无不适感。

（6）操作完毕，再次核对医嘱，告知患者注意事项。

（7）安排舒适体位，整理床单位。

（8）整理用物，做好相关护理记录。

【难点及重点】

（1）治疗或缓解不同的疾病症状时，其证型、体质不同，耳穴操的按（揉）手法也应有所区别。

（2）部分患者对疼痛不耐受，直接影响本技术的实施。因此护士在实施操作时应注意观察患者的感受，调整手法和力度。

【注意事项】

（1）患有严重器质性疾病及伴有高度贫血者不宜进行耳部强刺激。

（2）耳廓上有外伤破损、出血、湿疹、溃疡或冬季有冻疮等不宜进行耳穴操。

（3）习惯性流产史或身体虚弱的孕妇，禁忌按摩耳部。

（4）经常服用激素和（或）极度疲劳者，不宜进行按摩。

（5）环境保持安静、整洁、避风，保持空气新鲜。

（6）前后用温水清洁耳廓，操作者手、指甲要保持清洁。

（7）按摩时不可用力太过，以耳廓有轻度发热、发胀、微痛感为宜。

【参考文献】

《国医绝学一日通系列丛书》编委会.耳穴按摩治百病——国医绝学一日通系列丛书[M].北京:中国工商出版社,2011.

第五节 呼 吸 操

呼吸操是一种传统的气功训练方法，用鼻吸气、口吐气、吐气读字出声，采用匀细柔长的吐气法，是调身、调息、调心合而为一的锻炼技能。依据中医理论的五行学说，呼吸操的六个发音分别对应于人体的脏腑，"嘘"对应于肝，"呵"对应于心，"呼"对应于脾，"呬"对应于肺，"吹"对应于肾，"嘻"对应于三焦，达到疏通与调和脏腑、经络和气血的作用，提高机体免疫力。

【操作步骤】

1. 操作准备

环境安静、整洁，空气新鲜。

2. 操作评估

（1）主要症状、既往史、是否妊娠；

（2）心肺功能及肢体活动情况。

3. 操作处理方法

（1）核对医嘱，评估患者，做好解释。

（2）协助患者取合理、舒适体位。

（3）遵照医嘱，指导患者进行呼吸操。

【预备式】两脚平站与肩同宽，头颈端正，百会朝天，双目向前凝视，将注意力放在呼吸上，轻合嘴而舌抵上腭，双手自然安放，全身放松。

【调息】两臂从侧前方徐徐抬起，手心向下，待腕与肩平时，以肘为轴转腕使手心翻向上，同时旋臂屈肘使指尖向上再向内划弧，两手心转向下，两手指相对应。两手的指尖不要接触，两手向内转动时指尖高度不超过眉毛，然后似按球状徐徐在胸前下落至小腹前着腕下沉，松腕恢复预备式。

【第一步】嘘字功（平肝气）

呼气念嘘字，手背相对，四指向下。经过腹部、胸部、锁骨处，大臂不动，小臂展开，如鸟张翼，双目瞪圆，坠肘，向内划弧，手经胸部、腹部自然垂于体侧，双手重叠，覆于下丹田，稍事休息。此动作做六次，调息，恢复预备式。

【第二步】呵字功（补心气）

手心向上，手指相对，经过腹部、胸部，反转手心向下，中指指向外眼角，两臂内旋手心向面，抚面而下，经胸部、腹部自然垂于体侧，稍事休息。此动作做六次，调息，恢复预备式。

【第三步】呼字功（培脾气）

呼气念呼字，足大趾轻轻点地，随即放开两手掌心向里由胸部起向上提，逐渐变掌心向上，左手外旋上托至头顶，同时右手内旋下按，呼气尽。吸气时，左臂内旋变为掌心向里，从面前下落，同时右臂回旋变掌心向上，两手在胸前相交，两手下按至腹前，自然垂于体侧。此动作左右手交替进行六次，调息，恢复预备式。

【第四步】呬字功（补肺气）

手心向上，上提至小腹，逐渐变为手心向上，抬至胸部，手心向外，变为立掌，向左右宽胸推掌，如鸟张翼，吸气时，手自然垂于体侧。两手重叠，覆于下丹田。此动作做六次，调息，恢复预备式。

【第五步】吹字功（补肾气）

手放在背后，按摩肾区三次。两手向前划弧，在胸前两手指尖相对，身体下蹲，两臂随之下落，呼气尽。随吸气之势慢慢站起，两臂自然下落于身体两侧。两手重叠，覆于下丹田。此动作做六次，调息，恢复预备式。

【第六步】嘻字功（理三焦之气）

呼气念嘻字，手指相对，手心向上，放于腹前，经腹部、胸部，反转手心向下，双手举至额头前，吸气时，两臂内旋，双手经过耳、肩、胸、腰、胯，然后，两手重叠，覆于下丹田。此动作做六次，调息，恢复预备式。

（5）操作过程中询问患者有无不适感。

（6）操作完毕，再次核对医嘱，告知患者注意事项。

（7）安排舒适体位，整理床单位。

（8）整理用物，做好相关护理记录。

【难点及重点】

在呼气之前做好所要发出声音的正确口型。"嘘"：双唇微微闭合，舌尖向前，两边向中间微微卷起，舌体稍向后缩；"呵"：半张口，舌体微微上拱，舌边靠下齿；"呼"：口唇呈圆似桶状，舌平放前伸，舌体下沉；"呬"：双唇微向后收，上下牙齿相对，舌尖伸向上下齿缝内；"嘻"：双唇微开而稍向内扣，上下相对但不闭合，舌尖轻抵下齿；"吹"：双唇向两侧拉开收紧，舌微微上翘，舌体、嘴角后引。

【注意事项】

（1）吸气时不要吸的太满，呼气时不要呼的太尽，以免造成憋气。

（2）根据患者心肺功能的情况，指导患者进行呼吸操。

【参考文献】

邓丽金.“六字诀”呼吸操改善 COPD 稳定期患者预后的干预研究[D].福州:福建中医药大学,2009.